Friedrich Gabel

Chancen und Probleme moderner Biotechnologie

Forschungsbericht über Biomarkerbasierte klinische Studien

Studien und Materialien zur praktischen Philosophie
Studies and Materials on Practical Philosophy

Band 2

Herausgegeben von
Professor Dr. mult. Nikolaus Knoepffler
und Dipl.-Jur. Sebastian C. Dewaldt

Chancen und Probleme moderner Biotechnologie

Forschungsbericht über Biomarkerbasierte klinische Studien

von

Friedrich Gabel

SOCIETAS 2014

Bibliographische Information der Deutschen Nationalbibliothek

Die Deutsche Nationalbibliothek verzeichnet diese Publikation in der deutschen Nationalbibliographie; detaillierte bibliographische Daten sind im Internet über <http://dnb.ddb.de> abrufbar.

Societas Verlagsgesellschaft KG, Jena, 2014

ISBN 978-3-944420-24-0

www.societas-verlag.de

Vorwort

Diese Arbeit wurde im Wintersemester 2013 vom Lehrstuhl für Angewandte Ethik der Friedrich-Schiller-Universität zu Jena als Masterarbeit angenommen. Ich habe die Arbeit im August 2013 abgeschlossen, weshalb später erschienene Literatur leider nicht berücksichtigt werden konnte.

Gedankt sei an dieser Stelle Frau Prof. Dr. *Regine Kollek* und dem Team des BIOGUM Hamburg für die inhaltliche Unterstützung, sowie Herrn Prof. Dr. mult. *Nikolaus Knoepffler* für die Möglichkeit, diese Arbeit in seiner Reihe „Studien und Materialien zur praktischen Philosophie" zu veröffentlichen.

Des Weiteren gilt mein Dank *Nancy* und *Carola* für die vielen hilfreichen Gespräche während des Entstehungsprozesses und Herrn *Gerhard Kinzel* für seine Hilfe bei der formalen Überarbeitung der Arbeit.

Gewidmet ist diese Buch meinen Eltern, für deren stetige Unterstützung während meines Studiums und darüber hinaus.

Tübingen, im Oktober 2014 *Friedrich Gabel*

Inhaltsübersicht

Inhaltsverzeichnis

Einleitung

Das Feld der *Biotechnologie* gehört zu einem der meist beforschten Wissenschaftsgebiete unserer Zeit und prägt wie kaum ein anderes – mit Ausnahme der IT-Branche – unsere Vorstellungen von der Zukunft. So geben uns die neuesten technologischen Errungenschaften und Erkenntnisse immer wieder Anlass, fantastische Bilder und Vorstellungen über das in absehbarer Zeit Mögliche zu kreieren. Verstärkt wird dies nicht zuletzt aber auch durch Filme wie etwa *Gattaca*[1] (1997), in dem Kinder vollkommen nach Wunsch 'gebaut' werden, oder Romane wie *Brave New World*[2] (1931). Sie prägen diese Bilder entscheidend mit und machen es uns schwer, die wirklich vorhandenen Möglichkeiten, von unrealistischen Erwartungen, Hoffnungen aber auch Ängsten zu trennen. Aufgrund dieser Beeinflussung und der in immer stärkerem Maße abnehmenden Möglichkeit von Laien und Fachfremden die Ergebnisse einzuordnen, ist Biotechnologie heute auch eines der am intensivsten *diskutierten* Wissenschaftsgebiete. So vereint sie auf der einen Seite große Hoffnungen in sich, auf der andern Seite ist sie jedoch auch mit vielen Ängsten verbunden und ruft Proteste hervor.

Es ist gerade diese Ambivalenz, welche Biotechnologie – neben ihrer faszinierenden naturwissenschaftlichen Seite – auch für die Ethik, im speziellen die Bioethik, interessant macht. Zwar steht im Rahmen dieser Arbeit zunächst die naturwissenschaftliche und praktische Seite im Vordergrund, aber dies ist ein notwendiger Schritt, um eine reflektierte ethische Auseinandersetzung überhaupt zu ermöglichen, welche daran anschließend erfolgt.

---

[1] Siehe *Gattaca* (1997): Andrew Niccol (Regie), 101 min, USA: Columbia Pictures Cooperation.

[2] Siehe *Huxley, A.*: Brave New World (First Perennial Classics ed.), New York 1998.

Ein Grund für die ambivalente Rolle der Biotechnologie ist das Tempo, mit dem sich das medizinische und biologische Wissen und Können vor allem in den letzten 50 Jahren kontinuierlich steigerte. Auch wenn dies heute lange nicht soweit ist, wie in den oben genannten Werken prognostiziert, so ist es doch selbst für Experten nicht immer leicht, die aktuellen Entwicklungen zu kennen, geschweige denn, zu reflektieren. Zur Illustration: betrachtet man die Entwicklung in Medizin genauer, so lässt sich schon anhand weniger Zahlen sehr schön zeigen, wie stark sich die Geschwindigkeit in den letzten 50-100 Jahren, im Vergleich zu den etwa 8000 Jahren davor – ab dieser Zeit existieren medizinische Funde – erhöht hat.

Wir wissen heute, dass die ersten Operationen am Schädel bereits 6000 v. Chr. stattfanden. Die ersten schriftlichen Aufzeichnungen über Medizinkonzepte, in denen Krankheiten und Diagnosen zusammengefasst sind, tauchen aber erst im alten Ägypten um etwa 2500 v. Chr. auf.[3] Etwa aus dieser Zeit liegen auch die ersten Belege für die Nutzung von biotechnologischen Verfahren vor, etwa zur Herstellung von Sauerteig, Käse oder Joghurt; ohne jedoch, dass die biologischen Abläufe dabei bekannt waren. Wieder etwa 2500 Jahre später verfasst *Dioskurides* im 1. Jahrhundert nach Christus die wichtigste Arzneimittellehre der Antike in der etwa 600 Pflanzen, 35 tierische Erzeugnisse und 90 Mineralien in ihrer Wirkung und Anwendung zusammengefasst sind.[4] Etwa 900 n. Chr. erscheint schließlich das erste Werk zur Chirurgie. Es handelt sich dabei um eine Schrift von *Abū l-Qāsim* (lat. *Abulcasis*), in der erstmals auch Illustrationen zu den einzelnen Operationen zu finden sind.[5] Der nächste große Schritt in der Medizin folgt erst etwa um 1500 mit *Leonardo da Vincis* Experimenten und der Begründung der modernen und genauen Anatomie. Ergänzt wird dies 1628 durch *William Harvey*, der eine moderne Theorie des menschlichen Blutkreislaufs veröffentlicht.[6] Bereits 1796 folgt mit der ersten Pockenimpfung durch *Edward Jenner* der nächste Durchbruch.[7] Im 19. Jahrhundert beginnt schließlich eine wahre Fortschrittswelle, die die Entstehung der Pharmazie, die Entdeckung der Vererbungsgesetze durch *Mendel*, der Mikroorganismen durch *Pasteur*, sowie die Etablierung der Bakteriologie durch *Robert Koch* sowie die erste erfolgreiche Transplantation

[3]Vgl. *Schott* 1993, S. 14-17.
[4]Vgl. Ebd., S. 48.
[5]Vgl. Ebd., S. 78.
[6]Vgl. Ebd., S. 130, 146 und 172.
[7]Vgl. Ebd., S. 244 und 285.

hervorbringt, um nur einige zu nennen.[8] Noch rasanter folgt schließlich das 20. Jahrhundert, das in der Vielzahl an Entwicklung kaum noch zu fassen ist. Beispiele sind etwa die Entdeckung des Penicillins, Nieren- und Herztransplantationen, die Begründung der Genetik durch die Entdeckung der DNA-Doppelhelixstruktur, Erkenntnisse über die Vererbung von Krankheiten, große Fortschritt in der Neurologie, dem Wissen über das Immunsystem und der Nervenfunktion sowie eine Welle neuer Spezialisierungen innerhalb der Medizin.[9]

Auch wenn dieser Überblick sehr kurz und oberflächlich ist, veranschaulicht er doch, wie die Geschwindigkeit gleich einer Hyperbel zunimmt und es schwer macht, UP-TO-Date und so wohlinformiert zu sein, um beurteilen zu können, welche Möglichkeiten tatsächlich vorhanden sind, beziehungsweise was nur Wunschdenken ist. Gerade deshalb ist es umso wichtiger, dass man sich immer wieder Zeit nimmt, neue Technologien zu betrachten und zu reflektieren, um so Versprechungen, Hoffnungen und Ängste mit der Forschungsrealität abzugleichen. Diese Arbeit möchte dazu einen Beitrag leisten und sich intensiv mit den Möglichkeiten und den praktischen Problemen oder Beschränkungen moderner Biotechnologie, genauer, des biotechnologischen Verfahrens der *biomarkerbasierten klinischen Studien*, auseinandersetzen.

Ausgangspunkt dieser ist die Entwicklung der *Personalisierten Medizin*, einer Strömung innerhalb der Medizin, welche der Tatsache entgegenwirken will, dass Therapien immer nur bei einem Teil der Patienten wirken. So zeigen zum Beispiel 90% aller Medikamente nur bei 25-50% aller Patienten eine positive Wirkung. Besonders drastische Beispiele sind etwa Medikamente gegen die Alzheimer-Krankheit, die nur bei einem Drittel der Rezipienten wirkt oder Krebsmedikamente, die sogar nur bei jedem Viertem eine Wirkung zeitigen.[10]

Mit der Veröffentlichung dieses offenen 'Geheimnisses' der Pharmaindustrie schockierte *Allen Roses*, Vize-Präsident für Genetik bei der Weltfirma *GlaxoSmithKline* (GSK) 2004 die Öffentlichkeit.[11] Was da-

[8] Vgl. Ebd., S. 269-300 und 320.

[9] Vgl. Ebd., S. 357-597. Die Menge der angegebenen Seitenzahlen verdeutlicht die These noch.

[10] Vgl. *Renneberg, R./ Süßbier, D.*: Biotechnologie für Einsteiger, Heidelberg 2010, S. 354 (zit. als Renneberg 2010) und vgl. *Frank, M./ Mittendorf, T.*: Gesundheitsökonomische Aspekte einer stratifizierenden Medizin in der rheumatoiden Arthritis, in: Zeitschrift für Rheumatologie 1 (2013), S. 12 (zit. als Frank 2013).

[11] Vgl. Deutsche Ethikrat (Hrsg.): Personalisierte Medizin – der Patient als Nutznießer oder Opfer?, Tagungsdokumentation der Jahrestagung des Deutschen Ethikrates 2012, Deutscher Ethikrat 2013, S. 13 f. (zit. als Deutsche Ethikrat 2013).

mals aber zunächst als die Aufdeckung eines Skandals durch die Medien ging, ist nach einigem Nachdenken doch auch für Laien an sich keine neue Nachricht. Schließlich haben wir alle schon beobachtet, dass Medikamente bei unterschiedlichen Menschen unterschiedliche, oder sogar überhaupt keine Wirkungen erzielen. Umso interessanter erschien deshalb an dieser Stelle der Zusatz *Roses*, dass es möglich wäre, diese Nicht- oder Nebenwirkungen zu erklären und zu verringern, wenn der Arzt zusätzlich zur Krankheit, die genetische Veranlagung des Patienten berücksichtigen könnte.[12] *Roses* sagte weiter:

> *Wenn die Genomforscher zum Beispiel eine Gruppe von Genen identifizieren, die eine Rolle bei Lungenkrebs spielen können, kann man diese bei Gesunden und Krebspatienten vergleichen. Die Differenzen (Polymorphismen) zwischen den beiden Gensequenzen können die Wahrscheinlichkeit, an Krebs zu erkranken, beeinflussen.*[13]

Was *Roses* mit dieser Idee der Öffentlichkeit vorstellte, ist heute unter dem Namen der *Biomarkerforschung,* ein Teilgebiet moderner Biotechnologie.

Analog zu dieser Entwicklung innerhalb der modernen Medizin ist auch diese Arbeit aufgebaut. So liefert das erste Kapitel eine kurze Entstehungsgeschichte der heutigen Biotechnologie und stellt die verschiedenen Teilbereichen vor, die unter diesem Begriff subsummiert werden. Dadurch soll die Vielartigkeit der unter diesem Begriff vereinten Techniken deutlich werden und ein Verständnis dafür entstehen, wie interdisziplinär Biotechnologie ist. Anschließend wird der Ansatz der *Personalisierten Medizin* vorgestellt, um damit zum eigentlichen Thema der Arbeit hinzuführen: den *biomarkerbasierten klinischen Studien* (im Folgenden mit *bbkS* abgekürzt).

Im zweiten Kapitel werden *bbkS* ausführlich vorgestellt und eine Abgrenzung zu konventionellen klinischen Studien herausgearbeitet. Dadurch soll eine Wissensgrundlage geschaffen werden, auf der die Möglichkeiten und Potentiale dieser Technologie, aber auch ihrer praktischen Probleme, verständlich werden. Es wird deshalb zunächst die Kategorie der *Biomarker* definiert und anschließend das Vorgehen konventioneller klinischer Studien vorgestellt. Damit ist das Fundament zum Verständnis *bbkS* geschaffen und es können die in diesem Bereich

[12] Vgl. *Renneberg* 2010, S. 354.
[13] Zit. Ebd., S. 354.

genutzten Methoden zur Datenerhebung, -analyse und -auswertung vorgestellt werden.

Kapitel drei, vier und fünf bilden den Hauptteil der Arbeit. Sie beschäftigen sich nacheinander intensiv mit den Möglichkeiten, welche *bbkS* bieten, einer Darstellung praktischer Probleme, die mit ihnen verbunden sind und schließlich der Diskussion ethischer Fragen, die sich bei *bbkS* stellen. Dabei werde ich ein tabellarisches Raster nutzen, um die einzelnen Aspekte zu systematisieren. Hierdurch soll zukünftigen Arbeiten eine einfache Anknüpfungsmöglichkeit für einzelne Problemstellungen gegeben werden.

Kapitel sechs widmet sich schließlich einer abschließenden Betrachtung *bbkS* und geht der Frage nach, welche Möglichkeiten tatsächlich gegeben sind und an welchen Stellen die Gefahr falscher Versprechungen vorliegt. Daran anschließend soll in einem Gesamtfazit die Arbeit noch einmal resümiert werden.

Neben dieser Betrachtung einer speziellen Technologie, kann und soll diese Arbeit aber auch als Beispiel für die Gegenüberstellung von Potentialen und realen Möglichkeiten einer solchen, gelesen werden. Dies ist heute aufgrund wachsender Bevölkerung, sinkender Ressourcen und der Frage nach Verteilungsgerechtigkeit, sowie Forschungssteuerung immer wichtiger, da falsche Investitionen schwerwiegende Folgen haben können. Eine intensive Betrachtung wie die hier vorliegende, soll daher nicht im Sinne eines schwarz-weiß Schemas entscheiden, sondern Tendenzen aufdecken, langfristige Potentiale aufzeigen und kritisch hinterfragen. Trotz dieses hohen Anspruchs, muss jedoch bereits an dieser Stelle festgestellt werden, dass im Rahmen dieser Arbeit vieles nur sehr oberflächlich angesprochen werden konnte und eine erschöpfende Auseinandersetzung nur durch ein interdisziplinäres Team oder im Rahmen eines größeren Projekts zu leisten ist.

1 Biotechnologie im Allgemeinen

Biotechnologie ist heutzutage in aller Munde und jeder kann etwas damit verbinden. Dennoch gehen die Vorstellungen und die damit verbundenen Gefühle teilweise stark auseinander. Zumeist wird Genmanipulation als Verfahren in den Vordergrund gestellt beziehungsweise sogar mit Biotechnologie gleichgesetzt, obwohl sie 'nur' eine Methode innerhalb dieser darstellt, wenngleich auch eine sehr wichtige.[14] Das folgende Kapitel soll hier Klarheit schaffen und das Gebiet genauer vorstellen. Zunächst werden dafür die geschichtlichen Grundlagen des Feldes genannt und anschließend die einzelnen Teilbereiche näher beleuchtet. Im Besonderen wird dann gegen Ende auf die *Personalisierte Medizin* eingegangen. Sie ist ein Ansatz, welcher sich in großem Maße im Repertoire der Biotechnologie bedient und viele verschiedene Methoden aus diesem Feld nutzt.

1.1 Eine kurze Entwicklungsgeschichte moderner Biotechnologie

Die Grundlage der modernen Biotechnologie liegt in zwei unterschiedlichen Entwicklungen.[15] Auf der einen Seite ist dies der Fortschritt auf dem Gebiet der Genetik. Ausgangspunkt dieser Wissenschaft waren die Vererbungsgesetze, welche der Augustinermönch *Georg Johann Mendel* in zahlreichen Experimenten um das Jahr 1865 entdeckte. Er fand heraus, dass es zwischen Eltern und ihren Nachkommen eine Vererbungsbeziehung gibt, das heißt, dass es bestimmte Merkmale (Erbinformatio-

[14] Vgl. *Bengs, H./ Bayer, M.*: Investieren in Biotechnologie, (eBook Ausgabe) München 2009, *Bengs* 2009, S. 27.

[15] Vgl. acatech (Hrsg.): Perspektiven der Biotechnologie-Kommunikation. Kontroversen – Randbedingungen – Formate, in: acatech POSITION, Heidelberg/Berlin Dezember 2012, acatech 2012, S. 9.

nen) gibt, die von einer in die nächste Generation weitergegeben werden.[16] Nach vielen Jahren der Forschung wurden 1903 schließlich die Chromosomen, welche im Zellkern jeder Zelle zu finden sind, als Träger dieser Erbinformation identifiziert. Nach nochmals etwa 50 Jahren, in denen man erste Erkenntnisse über Mutationen und eine Verbindung von Enzymen und Genen erlangte, stellten *Watson* und *Crick* 1953 die Hypothese auf, dass die DNA in einer Doppelhelixstruktur aufgebaut ist, welche aus vier Nukleinsäuren (*Guanin*, *Adenin*, *Cytosin*, *Thymin* oder *Uracil*), einem Zuckermolekül und einem Phosphorsäurerest besteht.[17] In den Jahren 1961-1965 führten schließlich *Marshall Warren Nirenberg* und *Heinrich Matthaei* eines der bedeutendsten Experimente in der Geschichte der Genetik durch, in dem sie es schafften, eine einzelne Gensequenz aus den Nukleinsäuren (U-U-U) dem Enzym *Phenylalanin* zuzuordnen. Mit diesem Experiment legten sie den Grundstein für die Entschlüsselung des menschlichen Genoms, welche mit der Beendigung des *Human Genome Projekt* 2003 und der Veröffentlichung der Referenzsequenzierung des menschlichen Genoms abgeschlossen wurde.[18] Von da an stand die Tür offen für unzählige verschiedene Experimente, welche nach und nach die einzelnen Sequenzen der DNA, Genen und schließlich auch Enzymen zuordneten. Aber auch die Erforschung von Mutationen und deren Auswirkungen, sowie die Manipulation oder der Austausch von Genen begann auf dieser Grundlage große Fortschritte zu machen.

Auf der anderen Seite entstand im 19. Jahrhundert der Bereich der Mikrobiologie, jener Wissenschaft, die sich mit Mikroorganismen, wie Bakterien, Pilzen, Protozoen, ein- und mehrzelligen Algen und Viren beschäftigt. Zwar sind die Prozesse zur Herstellung von Produkten, die durch Gärung, Pilz- oder Schimmelbefall entstehen, den Menschen schon lange vor dem 19. Jahrhundert bekannt, ein biologisches Verständnis fehlte jedoch bis dahin. Erst mit der Verknüpfung von Biochemie und Mikroskop entdeckte man, dass Mikroorganismen für die beobachteten Stoffumwandlungen verantwortlich sind.[19] *Louis Pasteur* war es, der 1856 als erster Mensch Mikroben feststellte und ihre Stoffwechselprodukte nachwies.[20]Aufbauend auf diesen Funden begründete

[16]Vgl. *Bengs* 2009, S. 26.

[17]Vgl. *Schott* 1993, S. 497.

[18]Vgl. CSH (Cold Spring Harbor Laboratory): DNA from the Beginning, URL: `http://www.dnaftb.org/`, Stand: 4.07.2013.

[19]Vgl. acatech 2012, S. 9.

[20]Vgl. *Bengs* 2009, S. 26.

Robert Koch 1882 mit der Entdeckung des Tuberkelbazillus die Bakteriologie.[21] Als dritte neue Disziplin entwickelte sich schließlich nach 1940, also nach der Entwicklung des Elektronenmikroskops, die Virologie.

Die Verbindung dieser beiden Gebiete (Genetik und Mikrobiologie) und ihrer Erkenntnisse, begründet die Biotechnologie[22], welche wie folgt definiert werden kann:

> *Biotechnologie ist die Anwendung von Wissenschaft und Technik auf lebende Organismen, Teile von ihnen, ihre Produkte oder Modelle von ihnen, zwecks Veränderung lebender und nichtlebender Materie zur Erweiterung des Wissenstandes, zur Herstellung von Gütern und zur Bereitstellung von Dienstleistungen.*[23]

1.2 Teilbereiche, Verfahren und Anwendungsgebiete von Biotechnologie

Die oben genannte Definition legt den Kern offen, unter dem sich Methoden der Biotechnologie vereinen lassen: die Anwendung von Wissenschaft und Technik auf *lebende Organismen* zu deren Nutzung und einem Zuwachs an Wissen. Allerdings liegt hierin auch das größte Problem dieser Definition, dass es nämlich nahezu unmöglich ist, diesen Bereich und seine Möglichkeiten und Einsatzgebiete ganz zu überblicken. Dies spiegelt sich auch in den Wissenschaftsbereichen wider, welche unter dem Begriff zusammenarbeiten, nämlich Biologie, Biochemie, Genetik, Molekularbiologie, Mikrobiologie, Bioinformatik, Verfahrenstechnik, Physik und Materialwissenschaften.[24] Entsprechend dieser Vielfalt der Wissenschaftsbereiche sind auch die Anwendungsgebiete sehr zahlreich. Im Allgemeinen werden sie jedoch unter drei Teilbereichen subsummiert[25].

---

[21] Vgl. *Schott* 1993, S. 320.

[22] Vgl. Biotechnologie.de: Biotechnologie, URL: `http://www.biotechnologie.de/BIO/Navigation/DE/Hintergrund/basiswissen.html`, Stand 08.07.2013 (zit. als Biotechnologie.de).

[23] Zit. OECD (Organization for Economic Cooperation and Development): Biotechnologie, URL: `http://www.biotechnologie.de/bio/generator/Navigation/Deutsch/daten-und-fakten,did=24666.html`, Stand: 04.07.2013.

[24] Vgl. Biotechnologie.de.

[25] Vgl. *Bengs* 2009, S. 43 f. Bereiche wie die *Blaue* (Meeresressourcen), *Braune* (Umwelt und Technik) und *Graue Biotechnologie* (Abfall) können auch ohne

1.2.a Rote Biotechnologie

Die Rote Biotechnologie umfasst den gesamten Bereich der medizinischen Nutzung. Das erste Anwendungsgebiet innerhalb der Roten Biotechnologie ist die Verbesserung von Diagnostik und Prognose.

Als ein erstes Anwendungsgebiet kann dabei der Gentest genannt werden, mit dem es möglich ist, das Genom einer einzelnen Person zu sequenzieren und so gegebenenfalls Mutationen und Varianzen frühzeitig zu erkennen. Hieran schließen sich die sogenannten OMICS-Wissenschaften an, welche sich in Folge des Human Genome Projekts um 2003 entwickelten und einzelne Teilbereiche innerhalb der Biologie näher betrachten. Namentlich sind das die bereits genannte *Genomik*, die mit Gentests das Genom untersucht, die *Metabolomik*, welche den Stoffwechsel und dessen Produkte betrachtet, die *Proteomik*, die sich mit Proteinen und deren Wechselwirkungen beschäftigt und schließlich die *Transkriptomik*, welche die RNA und ihre Kopienanzahlen betrachtet.[26] Die OMICS nutzen dafür unter anderem Biomarker, auf die im späteren Verlauf aber noch näher eingegangen wird. Hier sei nur gesagt, dass es sich um Strukturen handelt, die als Indikator für im Körper ablaufende Prozesse und deren Ausmaß dienen und damit die Erstellung von Wirkprofilen und Verträglichkeitsprofilen ermöglichen. Des Weiteren verwendet man DNA- oder auch Protein-Chips, eine Entwicklung aus dem Gebiet der Bioinformatik, mit denen eine sehr schnelle und gleichzeitige Auswertung vieler verschiedener genetischer Proben möglich ist. Ergänzend hierzu nutzt man Biosensoren, welche dem Nachweis sehr geringer Stoffkonzentrationen dienen und im Bereich der Nanobiotechnologie erforscht werden.[27] Schließlich wendet man neuartige Bildgebungsverfahren wie das molekulare Imaging an.[28]

Ein zweites Anwendungsgebiet ist die Entwicklung neuer Therapien in Form von Medikamenten, Impfstoffen, aber auch andere Arten, wie etwa Bestrahlung. Ein Beispiel für ein solches Verfahren sind etwa

---

Einbußen unter die hier genannten drei Bereiche, die auch die etablierten sind, subsummiert werden.

[26] Vgl. *Marquardt, J.*: Implikationen der ‚-omics' Revolution für die moderne Onkologie – Microarray-unterstützende Diagnose und Pharmakogenomic basierte Therapiestrategien, in: Einhäupl, K.M. (Hrsg.): Chancen und Grenzen (in) der Medizin, Düsseldorf 2012, *Marquardt* 2012, S. 129.

[27] Vgl. *Wink, M.*: Molekulare Biotechnologie – Konzepte, Methoden und Anwendungen, Weinheim 2011, *Wink* 2011, S. 269.

[28] Vgl. *Hüsling, B. et al.*: Individualisierte Medizin und Gesundheitswesen, TAB – Arbeitsbericht Nr. 126 (2008), S. 28 und 104 (zit. als TAB 2008).

pharmakogenomische Methoden zur Genotypisierung, um Arzneimittel direkt auf die spätere Zielgruppe zuzuschneiden.[29]

Drittens gibt es das Gebiet der Züchtung von körpereigenem Gewebe (*tissue engineering*), was für das Gebiet der Transplantationsmedizin von großer Bedeutung ist. Hierbei greift man auf Verfahren der Stammzellforschung und des therapeutischen Klonens zurück. Das heißt, es werden *in-vitro* (im 'Glas'/Labor) Gewebe erzeugt, die anschließend wieder in den Körper übertragen werden.[30] Außerdem wird die Methode der Gentherapie angewandt, bei der defekte Genvarianten durch intakte ersetzt werden und so möglicherweise dauerhaft beseitigt werden können.

1.2.b Grüne Biotechnologie

Die Grüne Biotechnologie beschäftigt sich mit dem Bereich der Pflanzen und der Agrartechnologie im Allgemeinen. Das erste Anwendungsgebiet ist deshalb auch die Pflanzenzüchtung. In diesem Bereich wendet man Methoden der Kreuzung an, um schnell Eigenschaften zu bekommen, die sonst über viele Generationen gezüchtet werden müssten;[31] daher auch der Name *Präzisionszüchtung*. Des Weiteren nutzt man aber auch Verfahren des Gentransfers und der Abschaltung oder gezielten Aktivierung von Genen. Um den Erfolg frühzeitig zu erkennen, greift man auch in diesem Kontext auf die Biomarkertechnologie zurück. Dadurch ist es zum Beispiel möglich, Eiweiße gezielt zu untersuchen und sie anschließend herzustellen.[32]

Diese Methoden nutzt man auch im zweiten Gebiet, welches die Verbesserung von Erträgen, Resistenzen und Toleranzen umfasst. Zusätzlich kommen hier die Methoden der Xenogenetik (Übertragung von artfremden Genen) oder Xenotransplantation (Übertragung von artfremden Zellen oder Geweben) hinzu.[33] Dadurch ist es zum Beispiel möglich, nachwachsende Rohstoffe wie etwa Hölzer zu verbessern, da sie größere Mengen liefern und/oder schneller wachsen, wodurch man

[29] Vgl. *Brand, A.*: Gesundheitswesen steht vor einem Paradigmenwechsel, in: Bayer Research, Band 23 (2011), *Brand* 2011, S. 38.

[30] Vgl. BAG (Bundesamt für Gesundheit der Schweizerischen Eidgenossenschaft): Tissue Engineering, URL: `http://www.bag.admin.ch/transplantation/00698/02594/index.html`, Stand 09.07.2013.

[31] Vgl. BMBF (Bundesministerium für Forschung und Bildung): Pflanzen als Rohstoffe für die Zukunft, Berlin/Bonn 2008, BMBF 2008, S. 7.

[32] Vgl. Ebd., S. 7 f.

[33] Vgl. Ebd., S. 10 f.

nicht regenerative Ressourcen entlasten kann.[34] In dieses Gebiet fällt aber auch die Verbesserung der Qualität von Lebensmitteln, indem man zum Beispiel Giftstoffe in Pflanzen reduziert.[35]

Drittens nutzt man Pflanzen aber auch als Enzymproduzenten oder zur Medikamentenherstellung, womit man in einem Grenzgebiet zwischen grüner und weißer Biotechnologie ist.[36] Pflanzen eigenen sich hierbei besonders gut, da sie sich physiologisch und metabolomisch von Tieren und Menschen unterscheiden.

1.2.c Weiße Biotechnologie

Die weiße Biotechnologie umfasst den Bereich der Industrie und der Herstellung von Stoffen. Deshalb kann als erstes wichtiges Anwendungsgebiet auch die Verbesserung von Produktionsverfahren und die Produktion bestimmter Enzyme genannt werden. In diesem Bereich nutzt man Methoden der Genmanipulation um Mikroorganismen zu verändern (zum Beispiel durch Xenogenetik und -transplantation) und so günstig und schnell Stoffe herzustellen, die zum Beispiel in Waschmittel, Käse oder Kosmetik genutzt werden.[37] Aber auch Penicillin und andere Arzneimittelstoffe kann man durch diese Technik in großen Mengen herstellen.[38] Durch die Verbindung mit der synthetischen Biologie kann man schließlich künstliche biochemische Systeme in lebende Organismen einbauen und so auch in der Natur bisher nicht vorkommende Fähigkeiten schaffen.[39]

Das zweite Anwendungsgebiet ist die Reduzierung der Rohstoffnutzung, indem die Verfahren dieser Nutzung durch Mikroorganismen verbessert und effizienter gemacht werden. Hier kann man zum Beispiel Biokraftstoff nennen, bei dessen Herstellung Mikroorganismen für die Vergärung genutzt werden. Oder aber Biogas, welches in großen Tanks durch anaerobe Fermentation von Biomasse entsteht.[40] Auch um die Nutzung von Biomasse noch effektiver zu gestalten nutzt man Biotechnologie. So gibt es erste Bioraffinerien, in denen diese in vielen biotech-

[34] Vgl. Ebd., S. 6 ff. und 19 ff.

[35] Vgl. Ebd., S. 18.

[36] Vgl. Ebd., S. 16.

[37] Vgl. BMBF (Bundesministerium für Forschung und Bildung): Weiße Biotechnologie – Chancen für eine bio-basierte Wirtschaft, Berlin 2012, BMBF 2012, S. 13, 20 und 25.

[38] Vgl. Ebd., S. 17.

[39] Vgl. Ebd., S. 48.

[40] Vgl. Ebd., S. 31.

nologischen Arbeitsschritten durch Enzyme und Mikroorganismen so veredelt wird, dass sie schließlich als Energieträger – zum Beispiel als Ersatz für Erdöl – oder Grundlage für Chemikalien dient.[41]

Drittens kann man durch gezielte genetische Veränderungen Mikroorganismen für Abwasserbehandlung und Schadstoffreduktion nutzen. Hierzu forscht und entwickelt man in der Bioverfahrenstechnik Bioreaktoren wie etwa Klärtanks, in denen man optimale Bedingungen für bestimmte Organismen, zum Beispiel Bakterien, schafft und diese dann Schadstoffe zersetzen.[42]

1.3 Beispiel: Biotechnologie in der Personalisierten Medizin

Nachdem nun Biotechnologie im Allgemeinen vorgestellt wurde und ein Eindruck in ihr Wirken, ihre Verfahren und Anwendungsgebiete vorhanden ist, soll in diesem Abschnitt der Ansatz der *Personalisierten Medizin*[43] vorgestellt werden. In ihrem Rahmen greift man sehr vielfältig auf die Methoden moderner Biotechnologie zurück; im Besonderen auf die *bbkS*, die in dieser Arbeit im Fokus der Betrachtung stehen.

Wie in der Einleitung bereits erwähnt, ist es heute wissenschaftlich bewiesen und weithin bekannt, das Therapien und im speziellen Medikamente für den Durchschnittspatienten entwickelt werden und es deshalb immer einige Menschen gibt bei denen die Medikamente nicht wirken oder negative Wirkungen eintreten; bei einigen Krebspharmazeutika betrifft dies sogar bis zu 75%. Zudem sterben in Deutschland jährlich zwischen 16.000 und 25.000 Menschen an unerwünschten Medi-

[41]Vgl. Ebd., S. 35 und vgl. BMBF 2008, S. 21 f.

[42]Vgl. BMBF 2008, S. 20.

[43]Ich werde in dieser Arbeit diesen Begriff verwenden, da er sich mittlerweile im Gegensatz zu *individualisierte Medizin* stärker durchgesetzt hat. Dabei sind mir die Schwierigkeiten, die mit diesem Begriff verbunden sind, bewusst. Allerdings zeigt die umfassende Betrachtung anderer Autoren, wie schwierig hier die Wahl eines angemessenen Begriffs ist.

Siehe dazu zum Beispiel:

Maio, G.: Chancen und Grenzen der personalisierten Medizin eine ethische Betrachtung, in: G+G Wissenschaft (GGW) Das Wissensforum in Gesundheit und Gesellschaft, 1 (2012), *Maio* 2012, S. 16.

Müller, H.: Patientennutzen um jeden Preis?, in: Deutscher Ethikrat (Hrsg.): Personalisierte Medizin – der Patient als Nutznießer oder Opfer?, Tagungsdokumentation der Jahrestagung des Deutschen Ethikrates 2012, Deutscher Ethikrat 2013, *Müller* 2013, S. 40.

kamentenwirkungen.[44] Ein weiteres Beispiel sind allergische Reaktionen auf Antibiotika wie zum Beispiel Penicillin.[45] Diese Tatsache gepaart mit dem Wissen darum, dass jeder Mensch einzigartig und jedes Genom individuell ist, führte zu der Idee, Therapien/Arzneimittel auf die genetische Verfassung jedes Einzelnen anzupassen und eine maßgeschneiderte Therapie anbieten zu können.[46]

Angetrieben von dieser Idee entwickelte sich ein Forschungsfeld, welches das Ziel hat, das richtige Medikament, in der richtigen Dosis, zur richtigen Zeit, für den richtigen Patienten bereitzustellen. Jedoch hat sich in den letzten Jahren herausgestellt, dass die Begrifflichkeiten hier sehr leicht zu Fehlinterpretationen führen können und deshalb bereits an dieser Stelle etwas genauer betrachtet werden sollen. So sind nämlich in den letzten Jahren einige neuartig-personalisierte Therapien und Pharmazeutika durch die Medien gegangen, die sich später als wenig effektiv erwiesen haben. So wurde die Vermutung laut, dass es sich bei dieser Technologie nur um eine Marketingstrategie der Pharmaindustrie handele.[47] Das Problem liegt hierbei jedoch vielmehr im verwendeten Begriff und dem damit suggerierten Anspruch. Dies kann nach *Maio*, einem deutschen Mediziner und Philosophen aber dadurch entspannt werden, dass man sich das reale Vorgehen der *Personalisierten Medizin* vor Augen führt. So schreibt er:

> *Im Zuge der personalisierten Medizin werden eben nicht maßgeschneiderte Medikamente produziert [was der Begriff individualisierte Medizin suggerieren würde], sondern es wird versucht die Medikamente in der Therapie auszuschließen, von denen man durch Gentestung wissen kann, dass sie mit hoher Wahrscheinlichkeit keinen Effekt erzielen werden, aber dem Patienten womöglich unnötige Risiken aufbürden.*

---

[44] Vgl. *Pfundner, H.*: Personalisierte Medizin als Herausforderung für die Pharmaindustrie, in: Deutscher Ethikrat (Hrsg.): Personalisierte Medizin – der Patient als Nutznießer oder Opfer?, Tagungsdokumentation der Jahrestagung des Deutschen Ethikrates 2012, Deutscher Ethikrat 2013, *Pfundner* 2013, S. 72.

[45] Vgl. *Clark, D./Pazdernik, N. J.*: Molekulare Biotechnologie – Grundlagen und Anwendung, aus dem Englischen übers. v. *Andreas Held* und *Birgit Jarosch*, Heidelberg 2009, *Clark* 2009, S. 246.

[46] Vgl. *Bayer* research: Personalisierte Medizin, in: Bayer research 23 (2011), *Bayer* 2011, S. 28.

[47] Vgl. *Maio, G.*: Chancen und Grenzen der personalisierten Medizin – eine ethische Betrachtung, in: G+G Wissenschaft (GGW) – Das Wissensforum in Gesundheit und Gesellschaft, 1 (2012), *Maio* 2012, S. 16.

> *Bei der personalisierten Medizin geht es also nicht um das Medikament nach Maß, sondern es geht um eine Stratifizierung der Medizin im Hinblick auf die Vermeidung von Ineffektivität und unnötigen Risiken. Die Methode ist also keine aktive Konstruktion individualisierter Medikamente, sondern sie ist vielmehr eine Methode der Exklusion von bestehenden Medikamenten.*[48]

Maio macht damit auf das eingangs genannte Problem der Erwartungen aufmerksam, welche, sind sie zu hoch, ins Negative umschlagen und eine ganze Technologie schädigen können. Man sollte also schlichtweg nicht vergessen, dass wir noch am Anfang dieser neuen Möglichkeiten stehen und deshalb zunächst die negativen Wirkungen verringern bevor wir gänzlich positiv wirkende Medikamente schaffen können. Deshalb kann eben auch das Messen an diesen Erwartungen nur enttäuschen. Hinzu kommen wirtschaftliche Probleme, da zum Beispiel die Produktionskosten derzeit einfach zu hoch sind. Dies führt dazu, dass *Maio* den Ansatz maßgeschneiderter Medikamente zwar für begrüßenswert hält, wir uns aber darüber im Klaren sein sollten, dass dies heute noch Zukunftsmusik ist.[49] Dass aber ein Interesse an dieser Zukunft besteht, zeigt die Expansion der Forschungsvorhaben und -förderungen in diesem Bereich. Ein Beispiel ist, dass die Bundesregierung im Rahmen der Gesundheitsforschung von 2011-2014 5,5 Mrd. Euro für eines der Arbeitsfelder der *Personalisierten Medizin* zur Verfügung stellt (BT-D 17/4243 vom 10.12.2010).[50]

Maio spricht aber noch einen weiteren wichtigen Punkt an, indem er den Begriff einer *stratifizierenden Medizin* (Strata – Subgruppe) einbringt.[51] Diese Bezeichnung sagt nämlich aus, dass es um eine (a) Gruppenbildung geht und zwar um möglichst homogene Gruppen in Bezug auf die jeweils individuellen Genome. Diese Subgruppen haben dann spezifische Merkmale, sodass im besten Fall alle Mitglieder gleich auf eine Therapie ansprechen. Damit ist auch bereits eines der fünf Individualisierungskonzepte der *Personalisierten Medizin* angesprochen, welche

48 Zit. Ebd., S. 16.

49 Vgl. Ebd., S. 16 und vgl. *Rippe, K. P. et al.*: Pharmakogenetik und Pharmakogenomik. Studie des Zentrums für Technologiefolgenabschätzung, in: TA 48 (2004), TA – SWISS Zentrum für Technologiefolgen-Abschätzung.

50 Vgl. *Müller, H.*: Chancen und Risiken der „individualisierten Medizin" für das Gesundheitssystem, in: Welt der Krankenversicherung, 2 (2010), *Müller* 2010, S. 40.

51 Vgl. *Maio* 2012, S. 16 und Deutsche Ethikrat 2013, S. 8.

im Sinne einer 'Maßschneiderung' verwendet werden. Die anderen vier sind: (b) Erlangung genombasierter Informationen über gesundheitsbezogene Merkmale, (c) Ermittlung individueller Erkrankungsrisiken, (d) Schaffung von differenziellen Interventionsangeboten und (e) die Herstellung therapeutischer Unikate.[52]

Um diese fünf Ziele umzusetzen, greift die *Personalisierte Medizin* auf eine Vielzahl verschiedener biotechnologischer Verfahren zurück, unter denen die Biomarkertechnologie eine zentrale Rolle spielt.[53] So nutzt sie zum einen die Methode der molekularen Diagnostik, welche anhand von genetischen und molekularen Biomarkern auf den Ebenen der OMICS, genaue Krankheitsdiagnosen und -prognosen ermöglicht, Krankheiten genauer klassifiziert, Erkrankungsrisiken feststellt, als auch eine bessere Früherkennung erlaubt, die eventuell sogar vor dem Ausbruch tätig ist.[54] Zum andern stratifiziert man Kleingruppen von Patienten mit ähnlichen genetischen Grundlagen, oder entwickelt präventive oder therapeutische Therapien, welche spezifisch auf das Individuum und seine Situation passen.[55] Dafür kann man zum Beispiel Gen-, Stoffwechsel-, oder Wirkungsprofile erheben, anhand derer es möglich ist, die gesamte Wirksamkeit und möglicherweise auch die Therapietreue der Patienten zu steigern.[56]

[52] Vgl. TAB 2008, S. 9.
[53] Vgl. *Bayer* 2011, S. 30.
[54] Vgl. TAB 2008, S. 10.
[55] Vgl. Ebd., S. 8 f.
[56] Vgl. Ebd., S. 10 und vgl. *Frank* 2013, S. 12 und 16.

2 Biotechnologie im Speziellen: Biomarkerbasierte klinische Studien

Nachdem nun bisher Biotechnologie im Allgemeinen behandelt wurde, soll im Folgenden genauer auf ein spezielles Verfahren eingegangen werden; die *Biomarkertechnologie*. Dafür werde ich diese zunächst vorstellen und sie dann im Anwendungsgebiet der *bbkS* betrachten. Im Anschluss werden dann sowohl konventionelle, als auch biomarkerbasierte klinische Studien vorgestellt und verglichen. Dadurch ist es dann möglich, die Besonderheiten und Charakteristika *bbkS* aufzuzeigen, um anhand dieser, Möglichkeiten und Probleme dieser Technologie zu systematisieren.

2.1 Begriffsklärung: Biomarker

Biomarker ist ein Oberbegriff für objektiv messbare biologisch spezifische Merkmale. Das heißt, Biomarker sind Indikatoren, welche Aufschluss über den Zustand eines Körpers, den Ablauf von Prozessen und die Verstoffwechselung geben können.[57] Sie sind Anzeichen für Veränderungen im Körper, anhand derer man Rückschlüsse über die in ihm ablaufenden Prozesse ziehen kann; verlaufen diese normal oder anormal, beziehungsweise werden bestimmte Stoffe genutzt oder nicht. In den Worten des TAB (Büro für Technikfolgenabschätzung des Bundestages) aus dem Bericht zur individualisierten Medizin heißt das:

> *Unter einem Biomarker versteht man eine objektive Messgröße zur Bewertung von normalen biologischen Prozessen,*

[57]Vgl. *Winnicki, M.*: Stratifizierung von Teilnehmern an klinischen Studien auf der Grundlage molekularer Marker: wissenschaftliche Grundlagen und ethische Herausforderungen, unveröffentlichte Diplomarbeit, Hamburg 2010, *Winnicki* 2010, S. 12.

> *von pathologischen Prozessen, von pharmakologischen Reaktionen auf eine therapeutischen Intervention oder von Reaktionen auf präventive oder andere Gesundheitsinterventionen. Indem Biomarker einen »Normalzustand« charakterisieren, stellen sie ein Referenzsystem bereit, um Abweichungen vom Normalzustand vorhersagen oder zu entdecken.*[58]

Nach dieser Definition lassen sich nun einige Beispiele, so etwa Fieber nennen, welches anzeigt, dass der Körper unter einer Infektion leidet, also krank ist. Auf etwas „tieferer“ Ebene gibt es den Blutdruck, welcher Aufschluss über das Herz-Kreislauf-System geben kann. Geht man noch „tiefer“ kann man das Biomolekül Glucose nennen, das im Blut gemessen wird und als Blutzuckerspiegel bei Diabetes eine entscheidende Rolle spielt.[59] Hier lassen sich aber auch Hämatokritwert oder Leukozytenanzahl anführen, welche ebenfalls im Blut gemessen werden und die Aufschluss über den Gesundheitszustand eines Menschen geben.

Schließlich kann man heute aber noch eine Ebene „tiefer“ gehen und komplexe molekulare oder genetische Marker anführen. Ein Beispiel hierfür ist etwa die Mutation des *EGFR*-Gens, welche ein Indikator dafür ist, dass Lungenkrebspatienten auf eine Therapie mit den *Tyrosinkinaseinhibitoren Erlotinib* und *Gefitinib* ansprechen.[60] Während die weiter oben genannten Biomarker schon lange bekannt sind und heutzutage als *klassische Biomarker* bezeichnet werden, steckt die Erforschung molekularer beziehungsweise genetischer Biomarker noch in den Kinderschuhen.

Neben dieser historischen Unterscheidung innerhalb der Gruppe der Biomarker gibt es aber auch noch zwei weitere Differenzierungen. Zunächst unterscheidet man nach der Ebene, auf der der Biomarker zu finden ist. Danach gibt es erstens *physiologische Marker*, welche mit funktionellen Prozessen im Körper zu tun haben, also etwa das oben genannte Fieber als Zeichen für eine Infektion. Durch zunehmend bessere bildgebende Verfahren werden diese auch heute immer stärker genutzt.[61] Zweitens gibt es *anatomische Marker*, die Organstrukturen und

---

[58] Vgl. *Dalton, W.S./ Friend, S.H.*: Cancer Biomarkers – An Invitation to the Table, in: Science Vol. 312 (2006), *Dalton* 2006, S. 1165.

[59] Vgl. *Bengs* 2009, S. 88.

[60] Vgl. *Bracht, K.*: Biomarker – Indikatoren für Diagnose und Therapie, in: Pharmazeutische Zeitung Online, (12) 2009, *Bracht* 2009.

[61] Vgl. Research Advocacy Network: Biomarkers in Cancer – An Introduction for Research Advocacy Network 2010, URL: `http://researchadvocacy.org/images/up`

deren Wechselwirkungen untereinander umfassen, so zum Beispiel Abweichungen in der Größe einiger Gehirnstrukturen als Anzeichen für Chorea Huntington.[62] Drittens untersucht man *morphologische Marker*, wie etwa Form und Größe von Zellen, die zwischen normalen oder Krebszellen unterscheiden helfen, oder der Durchmesser von Blutgefäßen als Anzeichen für Bluthochdruck.[63] Viertens gibt es *molekulare und genetische Marker* die im Blut oder in Gewebeproben gefunden werden können. Dies umfasst Proteine, Genprodukte und Gene. Hierunter fallen zum Beispiel der Cholesterinspiegel, der als Indikator für Herz-Kreislauf-Erkrankungen herangezogen wird, den *HER-2/neu*-Rezeptor, welcher bei 20% aller Brustkrebserkrankungen stark überexprimiert ist und damit den Krankheitsverlauf negativ beeinflusst, oder auch die *BRCA*-Gene, welche als Indikator und Unterscheidungsmerkmal für unterschiedliche Brust- oder Ovarienkrebstypen genutzt werden.[64]

An dieser Stelle lassen sich noch einmal die in 1.2.a genannten OMICS aufgreifen, da sie die Ebenen aufzeigen, auf denen Biomarker zu finden sind. So untersucht man in der *Genomik* Gene beziehungsweise genetische Marker, in Form von Mutationen in den Sequenzen der DNA. In der *Transkriptomik* hingegen betrachtet man die RNA – die 'abgeschriebene' Form der DNA, welche zur Herstellung von Proteinen genutzt wird. Untersucht werden dabei zum Beispiel die Kopienanzahl und/oder RNA-Sequenzen. Die *Proteomik* betrachtet Proteine und damit auch Proteinbiomarker. Die *Metabolomik* erforscht schließlich Enzymaktivitäten sowie die Stoffwechselprodukte von Zellen, indem Zusammensetzungen und Konzentrationen gemessen werden.

Die dritte Unterscheidung innerhalb der Gruppe der Biomarker ist schließlich die nach ihrer Nutzung. So kann man zwischen diagnostischen, prognostischen und prädiktiven Markern differenzieren. *Diagnostische Marker* erlauben es, die Krankheit des Patienten genau zu definieren und somit verschiedene Unterarten einer Erkrankung zu unterscheiden.[65] Demgegenüber geben *prognostische Marker* Aufschluss über den zu erwartenden Krankheitsverlauf, als auch darüber, wie bei einer bestimmten genetischen Konstitution die Prognosen auf Heilung oder

---

`loads/downloads/BiomarkerinCancerReport5_14_reg_med.pdf`, Stand 28.01.2013, S. 4 (zit. als Research Advocacy Network 2010).

[62] Vgl. Ebd., S. 4.

[63] Vgl. TAB 2008, S. 73.

[64] Vgl. Research Advocacy Network 2010, S. 3.

[65] Vgl. *Frank* 2013, S. 16.

Überleben stehen.[66] *Prädiktive Biomarker* können schließlich einerseits Auskunft über Krankheitsdispositionen geben oder aber es andererseits möglich machen, Aussagen darüber zu treffen, wie ein Patient auf eine Therapie ansprechen wird.[67] Diese Unterscheidung ist vor allem dort wichtig, wo es um die Planung einer Studie und die Wahl eines Studiendesigns geht.[68]

Das Ziel des Einsatzes von Biomarkern liegt vor allem in der Diagnostik. Erstens erlauben sie, je nach ihrer Art, oberflächliche oder sehr tiefe Einblicke in ablaufende oder auch nicht-ablaufende Prozesse, sowie deren Status und Grad; wobei dies wiederum auch Erkenntnisse liefert, die später auch zur Prognose oder Prädikation genutzt werden können. Zweitens können sie aber auch Aussagen über die Verträglichkeit und Nutzung von Stoffen, als auch über mögliche Krankheitsdispositionen des jeweiligen Menschen liefern. Drittens sollen Biomarker, ganz im Sinne einer Diagnostik dazu dienen, Krankheiten und Krankheitstypen, sowie homogene Patientengruppen zu stratifizieren.[69]

2.2 Konventionelle klinische Studien

Nachdem nun Biomarker definiert wurden, sollen klinische Studien, als zweiter Aspekt *bbkS*, kurz vorgestellt werden. Einführend jedoch kurz einige Zahlen zu konventionellen klinischen Studien auf dem Stand von 2003. Nach damaligem Stand kostete die Entwicklung eines neuen Medikamentes im Durchschnitt 802 Mio. USD und dies stieg durch die zunehmenden Kosten klinischer Studien bis heute sogar noch an.[70] Hinzu kommt, dass die Entwicklung meist zwischen 10-15 Jahre dauert und es von 5.000-10.000 Stoffen nur ein einziger bis zur Verwendung in einem neuen Medikament schafft.[71] Diese Zahlen sollten einen Einblick in die Dimensionen geben, von denen im Folgenden gesprochen wird.

Eine klinische Studie ist ein Verfahren zur prospektiven Überprüfung von Stoffen oder Zubereitungen aus Stoffen, welche Eigenschaften zur Heilung, Linderung oder zur Verhütung von Krankheiten oder krankhaften Beschwerden besitzen und zur Anwendung im oder am

[66] Vgl. Ebd., S. 14 f.
[67] Vgl. *Bracht* 2009 und vgl. Research Advocacy Network 2010, S. 3.
[68] Vgl. *Winnicki* 2010, S. 13 ff.
[69] Vgl. TAB 2008, S. 109 und 130.
[70] Vgl. *Bengs* 2009, S. 85.
[71] Vgl. Ebd., S. 89.

menschlichen Körper bestimmt sind[72], auf deren Wirksamkeit, Sicherheit und Verträglichkeit, mit dem Ziel künftige Patienten (besser) behandeln zu können.

Die klinische Studie ist also ein Verfahren zur *Nutzen/Risiko-Abschätzung*[73], in deren Rahmen man den Einflussfaktor *Therapie* auf das *Outcome* einer Krankheit betrachtet. *Outcome* (engl. Outcome – Ergebnis, Resultat) ist in diesem Kontext ein medizinischer Fachterminus, welcher die Gesamtverfassung des Patienten nach einer Therapie oder Krankheit beschreibt. Dies beinhaltet auch das Wohlgefühl des Patienten selbst, welches durchaus von der medizinischen Diagnose abweichen kann.[74]

2.2.a Erhobene Daten

Die Beobachtung des Faktors *Therapie* im Rahmen der Studie erfolgt durch die Erhebung physiologischer Daten wie etwa Blutdruck, Atmungs- oder Herzfrequenz, der Analyse von Blut- und Urinproben, der gleichzeitigen Messung der Konzentration einzelner Stoffe im Körper des Probanden, sowie der Beobachtung seiner gefühlten und geistigen Verfassung welche in Beziehung mit dem verabreichten Wirkstoff stehen. Hinzu kommen je nach Studie aber auch Untersuchungen durch Ultraschall, Röntgen oder Kernspintomographie.[75] Damit nutzt man im oben genannten Sinn klassische Marker wie Ionen-, Hormon- oder Stoffkonzentrationen im Blut und Stoffwechselparameter (zum Beispiel Aminosäuren, Fettsäuren, Vitamine und Enzyme).

---

[72]Vgl. § 2 Abs. 1 Arzneimittelgesetz (AMG), (1978, 19.10.2012).

[73]Dabei ist es im Rahmen dieser sogenannten Nutzen/Risiko-Abschätzung auch nicht ausgeschlossen, dass es zugelassene Medikamente gibt, welche eine relativ schlechte Verträglichkeit und viele Nebenwirkungen haben. So gibt es bei bestimmten Krankheitsbildern wie etwa einigen Krebsarten derzeit keine alternativen Behandlungsmöglichkeiten außer den hoch aggressiven Therapien, so zum Beispiel bei der Chemotherapie. Hierbei wird der drastische Angriff auf den Körper des Patienten, durch die Schwere der Krankheit gerechtfertigt.

[74]Vgl. The Free Dictionary: Outcome, URL: `http://medical-dictionary.thefreedictionary.com/outcome`, Stand 23.01.2013. Die hier gewählte Definition kann nur als Anhaltspunkt betrachtet werden, da der Begriff in der deutschen Literatur nicht eindeutig genutzt wird.

[75]Vgl. *Bayer* 2011, S. 30.

2.2.b Ablauf der Studie

Damit die erhobenen Daten im Rahmen der Studie genutzt werden können und repräsentativ als auch verlässlich sind, muss dafür gesorgt werden, dass die Erhebung der Daten frei von Voreingenommenheit ist und möglichst viele Fehlerquellen ausgeschlossen werden können. Dies kann man vor allem durch ein angemessenes Studiendesign erreichen, welches so strukturiert sein sollte, dass ein möglichst großer Teil der potentiellen Verfälschungen eliminiert wird. Der Aufbau, welcher diesem Anspruch derzeit am besten gerecht wird, ist das sogenannte *standard design*. Es wird der zu untersuchenden Substanz, als auch den Probanden und dem Risiko, dem sie sich aussetzen, in hohem Maße gerecht und gewährleistet zudem eine hohe Verlässlichkeit der Ergebnisse.

Im Rahmen dieses Designs ist eine Studie nun folgendermaßen strukturiert: Zunächst werden Probanden angeworben, dies kann durch Aushänge, Flyer, Anfragen an Ärzte oder auch das Nachschlagen in Patientenkarteien geschehen. Dann wird ihr Gesundheitsstatus vor der Studie, anhand der oben genannten Daten, erhoben. Anschließend werden sie in Gruppen eingeteilt, von denen man drei Arten unterscheiden kann; wobei aber nicht jede Studie immer alle drei aufweisen muss:

a) neuer Wirkstoff (eigentliche Testpopulation),

b) Standardtherapie,

c) Placebo- oder auch Kontrollgruppe.

Um bei dieser Zuteilung mögliche Ausnahmefälle oder Störfaktoren gleichmäßig zu verteilen, wendet man die Methode der Randomisierung (engl. random – zufällig), einer zufälligen Zuordnung der Probanden, an. Da aber Verzerrungen auch durch Erwartungshaltungen entstehen können, informiert man die Probanden zudem meist nicht darüber, welcher Gruppe sie zugeordnet sind (Einfachblindstudie). Wissen dies auch die Forscher oder Ärzte nicht, handelt es sich um eine Doppelblindstudie.

Das Hauptanwendungsgebiet klinischer Studien ist die Arzneimittelstudie; neben der Testung anderer Formen von Therapie (etwa Operation, Bestrahlung, physikalische Therapie). Die Arzneimittelstudie ist in vier Phasen aufgeteilt, die sich sowohl in ihren Fragestellungen als auch im Umfang, der Populationsgröße und dem Untersuchungsgegenstand teilweise stark voneinander unterscheiden. Ausgangspunkt und zugleich

Ziel ist die Überprüfung eines als wahrscheinlich wirksam angenommenen Stoffes, dessen Potentiale als groß genug eingeschätzt werden, um in zukünftigen Medikamenten Anwendung zu finden. Diese Substanz wird deshalb zunächst in zahlreichen Tierversuchen ausgiebig getestet, sodass für Menschen letale und toxische Wirkungen ausgeschlossen, beziehungsweise als verantwortbar eingestuft werden können.[76] Anschließend tritt man in die Phase I des klinischen Humanexperimentes ein.

In der *initial phase* wird mit gesunden Probanden die vorläufige Unbedenklichkeit der Substanz nachgewiesen und ein pharmakokinetisches und pharmakodynamisches Profil dieser erstellt.[77] Das bedeutet, alle Prozesse, welche das zukünftige Arzneimittel im menschlichen Körper durchläuft und die entsprechenden Wirkungen, die es entfaltet, werden untersucht und festgehalten; kurz, Aufnahme, Verarbeitung und Ausscheidung des Stoffes werden untersucht. Dazu wird den Probanden der zu untersuchende Stoff ein- oder mehrmalig verabreicht und dessen Metabolisierung durch periodische Blut- und Urinuntersuchungen verfolgt. Da die in Phase I getesteten Probanden jedoch gesund sind, können noch keine Rückschlüsse auf die eigentliche Wirksamkeit gezogen werden.[78]

In Phase II, dem *proof of concept*, wird eine möglichst homogene Probandenpopulation aus kranken und symptomatischen Patienten untersucht, um damit die Wirksamkeit des zukünftigen Medikamentes zu ermitteln. Hierfür wird zunächst aus den Ergebnissen der Tierversuche sowie der *initial phase* eine Dosierung des Wirkstoffes abgeleitet.[79] Anhand dieser man nun Wirksamkeit, als auch die Unbedenklichkeit bei einer Kurzanwendung untersucht.[80]

Phase III sind schließlich die sogenannten Schlüsselversuche oder auch *pivotal trials*, in denen größere heterogene Probandengruppen eine Nutzen/Risiko-Abwägung, sowie eine Analyse der Nebenwirkungen nach kurzzeitiger und längerfristiger Einnahme ermöglichen. Hierfür wird die neue Substanz mit der bisherigen Standarttherapie in ein Ver-

[76] Vgl. *Stapff, M.*: Arzneimittelstudien – Eine Einführung in klinische Prüfungen für Ärzte, Studenten, medizinisches Assistenzpersonal und interessierte Laien, 5. überarb. Auflage, München/Wien/New York 2008, *Stapff* 2008, S. 4 und 12.

[77] Vgl. *Issa, A.M.*: Ethical perspectives on pharmacogenomic profiling in the drug development process, in: Nature Reviews Drug Discovery, 1(4) 2002, S. 300 ff.

[78] Vgl. *Stapff* 2008, S. 13 f. und *Wink* 2011, S. 363.

[79] Vgl. *Stapff* 2008, S. 14.

[80] Vgl. *Winnicki* 2010, S. 22 f.

hältnis gesetzt und so die relative Wirksamkeit ermittelt.[81] Abschließend werden dann Expertengutachten angefertigt und ein Antrag auf Zulassung gestellt. Hat ein Stoff diese Phase erfolgreich passiert, sind bereits mehrere Jahre vergangen und die Voraussetzungen für eine Vermarktung sind gegeben.[82]

Ab der Markteinführung unterliegen Pharmazeutika der Pharmakovigilanz, das heißt, einer ständigen Überwachung der Wirksamkeit und Langzeiteffekte. In diesem Sinne werden alle Erfahrungen, Probleme und Ergebnisse, die mit dem Medikament gemacht wurden gesammelt und dokumentiert. Ergänzend finden dazu Studien der Phase IV statt, die bis mehrere Jahre nach der Vermarktung andauern und vor allem dazu dienen, seltene Nebenwirkungen zu überwachen.[83]

2.2.c Auswertung der Daten

Hat man eine Studie egal welcher Art, ob Arzneimittelstudie oder Überprüfung anderer Therapiemöglichkeiten, durchgeführt, so müssen die Ergebnisse ausgewertet werden. Dazu führt man die Resultate aller drei (beziehungsweise aller vorhandenen) Gruppen zusammen und kann aus diesen Ergebnissen Rückschlüsse auf die Wirksamkeit und die Nebenwirkungen des untersuchten Stoffes ziehen. Die Aussagekraft dieser Daten ist allerdings begrenzt.

Aufgrund der relativ 'oberflächlichen' Biomarker, sind auch die durch sie definierten Subpopulationen unspezifisch und heterogen. Als Beispiel kann man hier die Gruppierung in kranke/symptomatische und gesunde Probanden nennen. Bei dieser Unterscheidung wird ausgeblendet (zumeist aufgrund fehlender Methoden, die eine genauere Differenzierung erlauben), dass auch ein und dieselbe Krankheit verschiedene Typen haben kann. Das bedeutet, auch innerhalb der Subpopulation der Erkrankten könnte und müsste theoretisch noch einmal unterschieden werden, um spezifischere Aussagen zu ermöglichen. Da dies jedoch aus verschiedenen Gründen unmöglich sein kann – zum Beispiel auf-

---

[81] Vgl. Ebd., S. 23 und *Schott, G. et al.*: Klinische Studien in der Onkologie– Defizite und Lösungsvorschläge, in: ZEFQ (Zeitung für Evidenz, Forschung und Qualität im Gesundheitswesen), 105 (2011), *Schott* 2011, S. 658.

[82] Vgl. FDA (U.S. Food and Drug Administration): Code of Federal Regulation, Title 21, Chapter 1, Part 312, Subpart B, Section 21: Phases of an Investigation, URL: `http://www.accessdata.fda.gov/scripts/cdrh/cfdocs/cfCFR/CFR Search.cfm?fr=312.21`, Stand 25.09.2012.

[83] Vgl. *Wink* 2011, S. 365.

grund fehlender genauerer Biomarker –, sind auch die Ergebnisse innerhalb einer solchen Gruppe unter Umständen sehr heterogen. Dies spiegelt sich wiederum in der Tatsache wider, dass Patienten teilweise sehr unterschiedlich auf das gleiche Medikament reagieren.

Der Kompromiss um die Daten trotz dieser Einschränkungen nutzbar zu machen, liegt nun darin, dass man statistische Verfahren anwendet, welche die erhobenen Werte in ein Verhältnis setzten. Damit erreicht man dann, dass die Ergebnisse zumindest für den Durchschnittsfall einer Anwendung informativen Wert besitzen.[84] Dennoch kann dann zum Beispiel ein Stoff im Durchschnitt eine gute Wirksamkeit haben, aber bei Patient X keinerlei positive Wirkung zeitigen[85]; einige Personen gehen somit in der Statistik unter. Einer Studie zufolge werden so allein in Deutschland jährlich rund 12% der Gesundheitskosten für unwirksame Medikamente ausgegeben.[86]

2.3 Biomarkerbasierte klinische Studien

Nachdem nun ihre beiden Aspekte (konventionelle klinische Studien und Biomarker) einzeln betrachtet wurden, sollen diese nun zusammengeführt werden und *bbkS* genauer betrachtet werden. Grundsätzlich kann zunächst festgehalten werden, dass das Prinzip dem von konventionellen Studien gleicht, es aber an verschiedenen Punkten Veränderungen beziehungsweise Erweiterungen gibt. Das heißt, auch *bbkS* verfolgen das Ziel, Therapien für zukünftige Patienten bereitzustellen. Jedoch unterscheiden sie sich in einigen Punkten der Vorgehensweise sowie der Aussagekraft ihrer Ergebnisse von konventionellen Studien. So zielen sie darauf ab,

> [...] *den Beitrag der Faktoren, die durch die Biomarker abgebildet werden, zum Krankheitsgeschehen zu quantifizieren und die Höhe des Risikos zu ermitteln. In den beobachtenden Studien wird die Häufigkeit des Vorkommens der Biomarker in den Populationen ermittelt, die Korrelation von Biomarker und Phänotyp, die Abschätzung von Erkankungsrisiken bei Vorliegen bestimmter Biomarkerprofile so-*

---

[84] Vgl. *Clark* 2009, S. 246.

[85] Vgl. *Winnicki* 2010, S. 26 und vgl. *Frank* 2013, S. 12.

[86] Vgl. *Eberbach, W. H.*: Juristische Aspekte einer individualisierten Medizin, in: MedR (29) 2011, S. 12.

wie die Untersuchung von Gen-Gen- und Gen-Umwelt-Interaktionen.[87]

Im Rahmen von *bbkS* ist es demnach möglich umfassende Erkenntnisse über den individuellen Stoffwechsel, Verträglichkeiten und Dispositionen für Krankheiten zu gewinnen. Weiß man um diese Gegebenheiten, beziehungsweise die genetische Variation des Patienten, so kann man dies bei der Entwicklung von Therapien von Krankheiten berücksichtigen. Aber auch für die Prognose und die Prävention lassen sich dadurch umfassende neue Kenntnisse erlangen.

2.3.a Erhobene Daten

Wie bereits erwähnt, sind die Arten von Biomarkern vielfältig, was bedeutet, dass natürlich auch jene Marker genutzt werden, welche schon in konventionellen klinischen Studien zur Anwendung kommen. Hinzu kommen im Rahmen von *bbkS* aber nun noch jene Marker, die auf den verschiedenen tieferliegenden Ebenen, welche auch in den OMICS betrachtet werden, erhoben werden können. Das heißt, es wird nicht nur auf genetische Marker im allgemeinen Sinne zurückgegriffen, sondern es wird der Karyotyp (die Chromosomen), das Genom, das Transkriptom, das Proteom und das Metabolom untersucht, beziehungsweise erhoben. Dadurch ist es nun möglich zum Beispiel die molekulargenetische Verfassung (wie etwa Mutationen) zu betrachten und daraus folgend, weitaus individuellere Ergebnisse als bei konventionellen Studien zu erlangen.[88] Trotz der Andersartigkeit der Daten ist man dabei bestrebt, keine zusätzliche Belastung für die Probanden zu erzeugen, sodass man in den meisten Fällen auch für diese Marker auf Blut- und Urinproben zurückgreift und aufwendigere Verfahren nach Möglichkeit vermeidet.[89] So nutzt man die genannten Proben für *ex-vivo* Messungen (Messungen außerhalb des Körpers), beispielsweise zur Bestimmung des Genoms durch eine Speichel- oder Blutprobe.[90] Unabhängig davon nutzt man jedoch auch neue Methoden und misst zusätzliche Größen, was im Folgenden näher vorgestellt werden sollen.

---

[87] Zit. TAB 2008, S. 199.
[88] Vgl. *Bayer* 2011, S. 30.
[89] Vgl. *Bengs* 2009, S. 178.
[90] Vgl. TAB 2008, S. 73.

2.3.a.i SNPs, CNVs und andere Mutationen

Bisher wurde im Rahmen von Genomanalysen mittels Gentests zumeist der Karyotyp, also Mutationen der Chromosomen des Patienten untersucht.[91] Hierbei suchte man nach *Deletionen*, also dem Fehlen einzelner Chromosomenabschnitte, *Duplikationen*, der Verdopplungen einzelner Abschnitte, *Inversionen*, Verdrehungen einzelner Teile, *Insertionen*, dem Einfügen von Abschnitten in andere Chromosomen oder nach *Translokationen*, also Ortsveränderungen von Chromosomenteilen. Diese Arten der Mutation sind zum Beispiel verantwortlich für Fehlbildungen, Behinderungen oder das Absterben von Zellen.

Durch den Fortschritt in der Genetik ist es aber heute möglich noch weitere Mutationstypen zu differenzieren und gezielt zu untersuchen. Die kleinste Art sind die sogenannten SNPs (*single nucleotide polymorphism*), worunter man die Variation eines einzelnen Nukleinsäure-Basenpaars (etwa T-C-*A* statt, T-C-*G*) innerhalb der DNA-Sequenz versteht. Diese Art der Mutation macht etwa 90% aller Mutationen im menschlichen Genom aus und tritt etwa alle 12000 Basenpaare auf.[92] Hierdurch kommt es unter Umständen zu einer Veränderung der durch die Basensegmente codierten Aminosäure, was wiederum tiefgreifende Folgen für das Proteom eines Patienten haben kann.[93]

Als dritte Variante kann es zu Fehlern bei der Transkription, das heißt, bei der Umsetzung der DNA in die RNA – die Form der DNA welche Grundlage für die Herstellung von Proteinen ist – kommen. Um diese zu entdecken, untersucht man das Transkriptom auf sogenannte CNVs (*copy number variants*), worunter man Unregelmäßigkeiten in der RNA-Kopienanzahl versteht. Wie auch SNPs sind diese Mutationen eine Ursache für Abweichungen im Proteom. Der Grund hierfür liegt aber nicht darin, dass die RNA für die Synthesefehler verantwortlich ist, sondern, dass sie zu 98% die Proteinsynthese reguliert.[94] Weiterhin geben CNVs aber auch Aufschluss über Krankheitsdispositionen und können bei der Aufklärung komplexer Krankheiten helfen.[95] Als Beispiel lässt sich hier das *HER2*-Gen nennen. Hat jemand zu viele Kopien dieses Gens, so produziert der *HER2/neu*-Rezeptor zu viel

[91] Vgl. Ebd., S. 76 f.
[92] Vgl. Research Advocacy Network 2010, S. 17 und vgl. *Wink* 2011, S. 353.
[93] Vgl. *Wink* 2011, S. 380.
[94] Vgl. TAB 2008, S. 91 und vgl. *Wink* 2011, S. 225.
[95] Vgl. TAB 2008, S. 87.

HER2-Protein, was dann zu Brustkrebs führen kann beziehungsweise den Krankheitsverlauf stark negativ beeinflusst.[96]

Schließlich untersucht man epigenetische Veränderungen, worunter Genaktivierung und Expression, ohne Änderung der DNA fallen. Hierbei geht es vor allem um die Untersuchung der Gen-Umwelt-Interaktion.[97]

2.3.a.ii DNA- /Protein-Chips

Eine Methode, um die oben genannten Mutationen, oder bestimmte Stoffkonzentrationen nachzuweisen, sind die sogenannten DNA-Chips (auch Arrays genannt).[98] Durch diese Form der Miniaturisierung von Prozessen ist es möglich, schnell und gleichzeitig große Mengen verschiedener Proben zu untersuchen. Dies erreicht man dadurch, dass man auf DNA-Chips eine Negativstruktur schafft, an die sich die nachzuweisenden Stoffe anlagern. Genauer gesagt werden bekannte DNA-Moleküle immobilisiert und als eine Art „Köder" auf eine Trägerstruktur aufgebracht, welche wahlweise aus Nylon oder Glas besteht.[99] Dort sind sie dann in Segmenten der Form kleiner Quadrate oder Rechtecke einer Durchschnittsgröße von unter 200µm angeordnet, deren Ort im Computer vermerkt ist; auf einem Quadratzentimeter können so bis zu einer Million DNA-Abschnitte liegen. Die Ablesung erfolgt dann bei Makroarrays ohne zusätzliche visuelle Hilfsmittel, zum Beispiel die Nutzung von Farbstoffen, welche unter UV-Licht aufleuchten.[100] Bei Mikroarrays hingegen ist ein Laserscanner zur Abtastung des Chips nötig.[101]

Eine andere Form dieses Verfahrens wird im Bereich der Proteomik, also der Untersuchung der Gesamtausstattung von Makromolekülen in einem Körper, genutzt.[102] So verwendet man dort Protein-Chips, welche Antikörper oder Enzyme als Köder nutzen und somit die Identifikation von Proteinkonzentrationen ermöglichen.[103] Dank dieser Hoch-

---

[96] Vgl. Research Advocacy Network 2010, S. 22.

[97] Vgl. *Bracht* 2009 und vgl. TAB 2008, S. 76 f.

[98] Vgl. *Wink* 2011, S. 269.

[99] Vgl. *Pilz, G.*: *Biotechnologie*, München 2010, S. 117 f.

[100] Vgl. *Wink* 2011, S. 272.

[101] Vgl. *Renneberg* 2010, S. 355.

[102] Vgl. *Thieman, W. J./ Palladino, M. A.*: Biotechnologie, aus dem amerikanischen übers. v. *Norbert W. Hopf*, München 2007, S. 141.

[103] Vgl. *Witzmann, F./ Grant, R. A.*: Pharmacoproteomics in drug development, in: Pharmacogenomics Journal, 3(2) (2003).

durchsatztechnologie ist es möglich, der hohen Dynamik und Zell- und Gewebespezifität des Proteoms gerecht zu werden.[104]

2.3.a.iii Stratifizierung

Mit diesen neuen Daten geht nun die Möglichkeit einher, Subgruppen bilden zu können, deren Mitglieder das gleiche, beziehungsweise ein sehr ähnliches Biomarkerprofil aufweisen; seien es nun morphologische, physiologische, anatomische, molekulare oder genetische Marker. Das wiederum bedeutet, dass eine viel feinere Typisierung der Probanden, als auch der unterschiedlichen Ausprägung ihrer Krankheit ermöglicht wird und damit im besten Fall homogene Subgruppen zustande kommen. Gelingt dies, so kann ein Mitglied einer solchen Subgruppe als Repräsentant des Ergebnisses verstanden werden, wodurch auch Aussagen über den Einzelfall möglich sind.[105]

Die Gewinnung der molekulargenetischen Daten sowie die Stratifizierung der Gruppen erfolgt nun dadurch, dass man den Status des benötigten Markers identifiziert; *Biomarker vorhanden – Biomarker nicht vorhanden* oder auch *Status des Biomarkers ist hoch – mittel – niedrig.*[106] Sollte man durch diese Stratifizierung unpassende Teilnehmer finden, so kann man sie bereits vor der Studie von dieser ausschließen und so größtmögliche Validität und Aussagekraft erreichen.

2.3.b Ablauf der Studie

Zwar bildet auch in *bbkS* das *standard design* die Grundlage, gleichzeitig benötigt man aber weitaus komplexere Modelle, da dieses alleine nicht mehr in der Lage ist, eine Verbindung von Biomarker und Behandlungseffekt herzustellen.[107] Deshalb finden – statt diesem – vier andere, darauf aufbauende Designtypen in solchen Studien Anwendung, welche sich nach ihrer Vorgehensweise in zwei Arten unterscheiden lassen. *Prospektive Designs* erheben den Biomarkerstatus vor der Intervention. Demgegenüber gibt es die *retrospektiven Designs*, welche im Nachhinein den Status des Biomarkers beim Probanden untersuchen; folglich

[104] Vgl. TAB 2008, S. 95.

[105] Vgl. *Winnicki* 2010, S. 26 f. Die Rede vom *besten Fall* soll hier die Einschränkung der Machbarkeit verdeutlichen, die weiter oben bereits angesprochen wurde.

[106] Vgl. *Bracht* 2009.

[107] Vgl. *Freidlin, B./ McShane, L. M./ Korn, E. L.*: Randomized clinical trial with biomarkers: design issues, in: Journal of the National Cancer Institute, 102(3) 2010, *Freidlin* 2010, S. 152.

ist bei retrospektiven aber auch keine Einteilung in Subgruppen vor Beginn der Studie möglich.[108] Auf dieser Grundlage lassen sich nun vier Designs unterscheiden:

- *targeted design/enrichment design*

  Beim *targeted design* handelt es sich um ein prospektives Studiendesign, zu dessen Beginn von allen Probanden ein molekulargenetisches Gutachten erstellt wird. Anschließend werden nun unpassende Teilnehmer 'aussortiert', sodass nur noch die an der Studie teilnehmen, welche auch eine Chance haben, von der zu testenden Behandlung zu profitieren.[109] Diese werden dann randomisiert und den Untersuchungsgruppen (Therapie A, Therapie B) zugeordnet. Ziel dieses Designs ist die Überprüfung der Behandlungseffekte einer experimentellen Therapie.

- *marker-by-treatment-interaction design/ biomarker-stratified design*

  Im Rahmen des *marker-by-treatment-interaction design* wird ebenfalls zunächst der Biomarkerstatus aller Probanden erhoben; auch dieses Design ist demnach prospektiv. Anders als beim *targeted design* werden jedoch alle Teilnehmer nach deren Ergebnis in Subgruppen eingeteilt und anschließend innerhalb ihrer Gruppe randomisiert und den verschiedenen Behandlungen zugeordnet. Ziel dieses Vorgehens ist es, die beste Therapie für eine spezifische Subpopulation zu finden.[110]

- *marker-based-strategy design/ biomarker-strategy design*

  Wie beim vorherigen Design werden auch hier zunächst alle Probanden aufgenommen, dann aber ohne Untersuchung in Test- und Kontrollgruppe randomisiert. In der Testgruppe wird nun der Biomarkerstatus ermittelt und nach den Ergebnissen stratifiziert. Die so entstandenen Gruppen (Biomarker positiv-negativ) werden nun den zu überprüfenden Therapien zugeordnet. Dieses Design hat somit sowohl einen retrospektiven, als auch einen prospektiven Arm, wodurch es möglich ist, biomarkerbasierte und -unabhängige Therapie zu vergleichen.[111]

[108] Vgl. Ebd., S. 152 f.
[109] Vgl. *Winnicki* 2010, S. 39 ff. und vgl. *Frank* 2013, S 17.
[110] Vgl. *Freidlin* 2010, S. 153 f.
[111] Vgl. *Winnicki* 2010, S. 48 ff.

- *hybrid design*

  Beim *hybrid design* werden schließlich alle Probanden aufgenommen und ihr Biomarkerstatus erfasst. Anschließend werden sie jedoch ohne Berücksichtigung der vorherigen Ergebnisse randomisiert und verschiedenen Therapieformen zugeordnet. Dadurch ist es möglich, in einer Subpopulation verschiedene Therapieformen und deren Wirkung zu untersuchen.[112]

2.3.c Auswertung der Daten

Nimmt man nun die Art der Proben, die Genauigkeit der Marker und die Vielfältigkeit der Designs zusammen, so lassen sich deutliche Veränderungen in der Aussagekraft der Ergebnisse feststellen. Wie mehrfach angedeutet, lassen sich im Rahmen von *bbkS* erstmals homogene Subgruppen bilden. Dadurch lässt sich das Problem der 'in der Statistik untergehenden Probanden' um ein Vielfaches reduzieren, sodass sich die Resultate wesentlich direkter auf den zu behandelnden Patienten anwenden lassen; sofern man ihn zur entsprechenden Therapie zuordnen kann. Zudem lassen sich sehr genaue Erkenntnisse darüber gewinnen, wie gut etwas verstoffwechselt werden kann beziehungsweise wird und es sind Aussagen darüber möglich, ob ein Patient (dessen Körper) Stoffe überhaupt nutzen kann und im welchem Maße er dies tut. Man kann von einer 'Messbarmachung' der molekularen Heterogenität von Patienten sprechen. Hierin liegt ein entscheidender Schritt auf dem Weg zur eingangs erwähnten Idee, dass richtige Medikament, in der richtigen Dosierung, zur richtigen Zeit für den richtigen Patienten bereitstellen zu können.[113]

2.4 Charakteristika biomarkerbasierter klinischer Studien

Nachdem nun *bbkS* vorgestellt wurden, also Ziel und Methode bekannt sind, kann man fünf Charakteristika herausfiltern, welche diese gegenüber konventionellen klinischen Studien auszeichnen.

---

[112] Vgl. Ebd., S. 67 ff.

[113] Vgl. *Schulte, P.A./ Sweeney, M. H.*: Ethical Considerations, Confidentiality Issues, Rights of Human Subjects, and Uses of Monitoring Data in Research and Regulation, in: Environmental Health Perspectives 103, 3 (1995), *Schulte* 1995, S. 69.

a) Erhebung *molekularer und genetischer Daten*

b) Beobachtung der Status *molekularer oder genetischer Biomarker*

c) Stratifizierung *homogener Subpopulationen*

d) Untersuchung des *Biomarker-Krankheit Zusammenhangs*

e) Aussagen über *einzelfallspezifische Behandlungseffekte*

Da diese Unterteilung alleine jedoch sehr grob ist, möchte ich zusätzlich noch nach der Ebene, auf der eine Veränderung im Vergleich zu konventionellen klinischen Studien stattfindet, unterscheiden. Dies soll in dreifacher Weise geschehen, nach:

i) Ebene der Probanden (Proband und Forscher)

ii) Ebene der Forscher (Forscher und Gesellschaft)

iii) Ebene der Gesellschaft (Proband und Gesellschaft)

Die dadurch ermöglichte tabellarische Struktur hat sich deshalb als vorteilhaft erwiesen, da sie zum einen eine relativ genaue Zuordnung eines bestimmten Aspekts zulässt und damit zum andern die genaue Betrachtung eines solchen ermöglicht. Des Weiteren ermöglicht es die entstehende Übersicht, aber auch, einzelne Problemstellungen genau zu verorten und dadurch spezifischer bearbeiten zu können.

Generell möchte ich darauf hinweisen, dass ich bei keiner der folgenden Übersichten und Ausarbeitungen einen Anspruch auf Vollständigkeit erhebe, da dies, in Anbetracht der Vielfalt des Feldes und der gegenseitigen Beeinflussung verschiedener Wissenschaftsfelder nur schwer einlösbar wäre.

3 Möglichkeiten biomarkerbasierter klinischer Studien

Dass mit *Personalisierter Medizin* große Hoffnungen verbunden sind, wurde bereits in der Einleitung angesprochen und in Kapitel 1.3 fortgeführt[114], so wurden die *vier P*, Prädiktion, Prävention, Personalisierung und Partizipation, als Ziele der *Personalisierten Medizin* bereits herausgestellt.[115] Was dies aber genau beinhaltet, ist bisher im Rahmen dieser Arbeit noch nicht ausgeführt worden. Dies soll in diesem Abschnitt geschehen und zwar so, dass ich anhand der genannten Tabelle bereits zu Beginn des Kapitels eine kurze Übersicht gebe und die dort genannten Aspekte, dann auf den folgenden Seiten näher erläutere. Dabei findet in diesem Abschnitt jedoch noch keine Diskussion über praktische und ethische Probleme der einzelnen Punkte statt. Im Folgenden wird es ausschließlich um erwartete Potentiale und Möglichkeiten gehen, welche man sich in Zukunft erhofft. Dass diese heute technisch eventuell noch nicht umsetzbar sind, soll hier nur eine untergeordnete Rolle spielen. Eine Betrachtung praktischer Probleme und Umsetzungsschwierigkeiten, folgt dann in Kapitel 4 und eine Auseinandersetzung mit ethischen Fragen in Kapitel 5.

[114] Vgl. Deutsche Ethikrat 2013, S. 7.

[115] Vgl. *Brand* 2011, S. 38 und *Prainsack, B.*: Personalisierte Medizin aus Sicht des Patienten – Nutzen oder Überforderung?, in: Deutsche Ethikrat (Hrsg.): Personalisierte Medizin – der Patient als Nutznießer oder Opfer?, Tagungsdokumentation der Jahrestagung des Deutschen Ethikrates 2012, Deutscher Ethikrat 2013, *Prainsack* 2013, S. 24.

Abbildung 1: Chancen biomarkerbasierter klinischer Studien[116]

	Erhebung molekularer und genetischer Daten	**Beobachtung der Status molekularer und genetischer Biomarker**	**Stratifizierung homogener Subpopulationen**	**Untersuchung des Biomarker-Krankheit Zusammenhangs (Designs)**	**Aussagen über einzelfallspezifische Behandlungseffekte**
Ebene der Probanden **Proband und Forscher**	- Wissen über Krankheitsdispositionen - Wissen über Unverträglichkeiten - Präventionsmöglichkeiten	- Verbesserung der Diagnose - Wissen über Verstoffwechselung		- geringere Belastung von Probanden	- effizientere und spezifischere Medikamente
Ebene der Forscher **Forscher und Gesellschaft**	- Schaffung eines genetischen Datenpools für die Forschung - *genotype-driven recruitment* - Schaffung individueller Biomarkerprofile	- Prädiktionskonzepte - genauere Biomarker - Erkenntnisse zur Gen-Umwelt-Interaktion - Entlastung von Tierstudien - Erkenntnisse für die Umwelthygiene - Erkenntnisse für die Epidemiologie - Erkenntnisse für die Altersforschung - Erkenntnisse für die Transplantationsmedizin - Erkenntnisse für *drug-targeting* - Erkenntnisse für *enhancement-Wirkstoffe* und Militärforschung	- bessere Krankheits- und Probandenstratifizierung - Entdecken von *orphan populations* - neue Geschäftsmodelle für Medikamentenentwicklung	- Biomarker als *surrogate endpoints* bei der Medikamentenherstellung	- Erkenntnisse für die Lebensmittelindustrie und Kosmetika
Ebene der Gesellschaft **Proband und Gesellschaft**	- Spezifizierung des Krankheitsbegriffs - Analyse gesundheitsbezogener Trends - Entlastung des Gesundheitssystems - Steigerung der Patientenautonomie		- Bildung neuer sozialer Gruppen (*biosociality*)	- selbstorganisierte klinische Studien	

[116] Autor der Grafik ist der Verfasser der Arbeit.

3.1 Erhebung molekularer und genetischer Daten

Auch wenn der Begriff Biomarker schlichtweg fast jede im medizinischen Alltag gemessene Größe umfasst, so gibt es doch große Unterschiede in der Aussagekraft, der Validität und der Erhebung dieser. Molekulare und genetische Marker sind die neueste Generation und werden durch Gentests und Gewebeproben mithilfe von Blut, Urin oder Speichelproben erhoben.[117] Bei der Untersuchung findet dann im Rahmen der OMICS eine weitere Differenzierung in unterschiedliche Gebiete statt.

3.1.a Ebene des Probanden

Neue Erkenntnisse über Krankheitsdispositionen

Die Erhebung von genetischen Daten hat besondere Brisanz. Vor allem in Europa zeigen die umfangreichen Datenschutzrichtlinien, dass die genetische Konstitution und das Wissen um sie besonderen Schutz verdienen und die Weitergabe dieser Daten besonders reglementiert sein muss.[118] Dieser besondere Status ist in der Spezifität begründet, die sie besitzen. Der genetische Fingerabdruck ist einzigartig. Mit Ausnahme eineiiger Zwillinge gibt es keine zwei gleichen Genome.

Auf die *Personalisierte Medizin* bezogen heißt das: Das Wissen um das genetische Profil eines Menschen bringt uns einer individuell angepassten Therapie einen großen Schritt näher. Ein solches genetisches Profil, welches durch die Analyse von Körperproben (Blut, Speichel, Gewebe) erstellt werden kann, enthält das gesamte Genom eines Patienten und eröffnet, wenn es entschlüsselt, ist die Möglichkeit, Krankheitsdispositionen (Krankheitsrisiken) zu berechnen und vorherzusagen. Dies reicht von Erbkrankheiten, über mutationsbedingte Krankheiten bis hin zu Wechselwirkungen einzelner Gene. Mit diesen Daten lassen sich Wahrscheinlichkeiten dafür angeben, wie sehr ein Ausbruch zu befürchten ist.[119] Heute nutzt man dazu vor allem die Methoden der Analyse des Karyotyps, der Genomik und der Transkriptomik.

---

[117] Vgl. *Bengs* 2009, S. 178.

[118] Vgl. *Kollek, R./ Lemke, T.*: Der medizinische Blick in die Zukunft – Gesellschaftliche Implikationen prädiktiver Gentests, Frankfurt am Main 2008, *Kollek* 2008, S. 55 ff.

[119] Vgl. TAB 2008, S. 9.

Besonders die noch junge Transkriptomik hilft bei der Erfassung komplexer genetischer Erkrankungen, die durch viele genetische und epigenetische Faktoren beeinflusst werden. Als Beispiel für eine Anwendung kann man die bereits identifizierten Biomarker *BRCA1* und *BRCA2* nennen, die mit einem stark erhöhten Risiko für Brustkrebs einhergehen.[120] Ein anderes Beispiel stellt die Framingham-Studie aus Amerika vor, in welcher mithilfe einer Massenspektrometrie fünf Aminosäuren gemessen werden und dadurch für die kommenden 10 Jahre im Leben des Patienten vorhersagbar ist, ob dieser an Typ-2-Diabetes erkranken wird.[121]

Neue Erkenntnisse über Unverträglichkeiten und Nicht-Ansprechen

Neben diesem Wissen ist man aber auch dazu im Stande, Erkenntnisse über Unverträglichkeiten oder nicht nutzbare Stoffe zu erlangen. Gründe für eine solche Unfähigkeit können SNPs oder größere Mutationen sein, welche dazu führen, dass bestimmte Wege der Proteinherstellung gestört oder geschädigt sind und dadurch eine Umsetzung dieser nicht möglich ist. Dies frühzeitig zu erkennen kann großen Einfluss auf das Leben eines Patienten haben, da einige dieser Prozesse bei einer Fehlfunktion toxische Substanzen herstellen können, oder einen Abbau solcher, nicht stattfindet. Etwa im Fall von Alkoholintoleranz, bei der eine genetische Mutation dazu führt, dass beim Abbau von Ethanol eine höhere Konzentration des toxischen Zwischenprodukts Acetaldehyd entsteht und so den Abbau des Alkohols verlangsamt und die Nebenwirkungen des Konsums verstärkt.[122]

Eine andere Anwendung ist das Erkennen von genetisch bedingten Überreaktionen. Das heißt, dass Entdecken von besonders angeregten und schnellen Verstoffwechslungen einzelner Substanzen, was zur Folge hat, dass die Dosen dieser Wirkstoffe angepasst werden müssen, damit der Patient angemessen behandelt werden kann. Beispielhaft kann hier die *Antikoagulantien-Therapie*, also Mittel zur Hemmung der Blutgerinnung (im Alltag auch *Blutverdünner*), genannt werden. Hierbei ist

[120] Vgl. Research Advocacy Network 2010, S. 21.

[121] Vgl. *Kroemer, H. K.*: Personalisierte Medizin – Zum Stand der Forschung, in: Deutsche Ethikrat (Hrsg.): Personalisierte Medizin – der Patient als Nutznießer oder Opfer?, Tagungsdokumentation der Jahrestagung des Deutschen Ethikrates 2012, Deutscher Ethikrat 2013, *Kroemer* 2013, S. 17.

[122] Vgl. *Wernicke, C.*: Genetische Aspekte der Alkoholerkrankung, in: BIOspektrum 11.04.2005, URL: `https://getinfo.de/app/Genetische-Aspekte-der-Alkoholerkrankung/id/BLSE\%3ARN170668696`, Stand 26.07.2013, S. 389 ff.

die Dosis für Patienten mit einer bestimmten Gentypkonstellation sehr schwer einstellbar.[123]

Schließlich kann man auf diesem Weg erkennen, ob bestimmte Stoffe überhaupt umgesetzt beziehungsweise genutzt werden können. So ist es gerade im Bereich der Krebserkrankungen oft der Fall, dass Patienten mit einem bestimmten Genotyp nicht auf die Behandlung mit einer bestimmten Therapie reagieren. Ein Beispiel hierfür ist die Mutation des *EGFR-Gens*, welche ein Indikator dafür ist, dass Lungenkrebspatienten auf eine Therapie mit den *Tyrosinkinaseinhibitoren Erlotinib* und *Gefitinib* ansprechen, ohne diese Mutation tun sie das nicht[124]

Steigerung der Präventionsmöglichkeiten

Da Krankheiten die Menschen seit jeher bedrohen, besteht auch seit jeher ein Wunsch, von diesen verschont zu bleiben; doch die Formen des vorbeugenden Verhaltens haben sich im Laufe der Zeit geändert. Während man zunächst vieles durch Gebete oder rituelle Handlungen vermeiden wollte, hat uns das Verständnis über Krankheiten dazu gebracht, immer genauere und effizientere Methoden der Prävention zu entwickeln.[125] Es wurde weiter oben bereits gesagt, dass es im Rahmen der Analyse von Biomarkern möglich ist, die Voraussetzungen unter denen eine bestimmte Krankheit ausbricht zu erkennen und diese es wiederum ermöglichen, Krankheitsdispositionen, also die Anlagen zu einer Krankheit, festzustellen.

Auf Grundlage solcher Erkenntnisse ist es dann möglich, auf drei unterschiedliche Arten vorbeugend tätig zu werden. Erstens kann man im Sinne der *primären Prävention* die ursächlichen Faktoren beseitigen, Resistenzen des Individuums anheben, oder schädliche Umweltfaktoren verringern. Beispiele sind unspezifische Maßnahmen wie Ernährungsumstellung und Abwasserkontrolle, oder aber spezifische wie Impfun-

---

[123] Für weitere Informationen vgl. *Busse, B.*: Genetische Ursachen individueller Arzneimittelunverträglichkeiten, Folien zu einem Fortbildungsvortrag in Köln vom September 2009, URL: `http://www.uni-duesseldorf.de/kojda-pharmalehrbuch/fortbildungkoeln/Busse_AKNR_Genetik_23.03.09.pdf`, Stand 22.07.2013 (zit. als Busse 2009) und siehe auch URL: `http://www.medizinischegenetik.de/index.php?id=2646`, Stand 29.07.2013.

[124] Vgl. *Bracht* 2009.

[125] Vgl. *Zänker, K. S.*: Eine medizinische Anthropologie unter besonderer Berücksichtigung der Gesundheitsförderung und Prävention, in: Fischer, M.: Ethik transdisziplinär Band 1: Medizin- und Bioethik, Hrsg. v. *Michael Fischer*, und *Kurt S. Zänker*, Frankfurt a.M. 2006, *Zänker* 2006, S. 15.

gen oder die Reduzierung von toxischen Belastungen, etwa durch Beenden des Rauchens. Sowohl auf molekularer Ebene, als auch auf den klassischen Ebenen wie Physiologie, Anatomie oder Ernährung sind so Möglichkeiten zur Prävention gegeben.[126] Ein Beispiel, wie eine solche Verhältnisprävention durch *bbkS* ermöglicht werden kann, wird in Abschnitt 3.2.b dargestellt, wenn es um Biomarkernutzung im Bereich der Umwelthygiene geht.

Zweitens kann *sekundäre Prävention* durch regelmäßige Screenings und damit einhergehender Früherkennung betrieben werden, welche selbst auch biomarkergestützt durchgeführt werden kann.[127] Schließlich kann man drittens *tertiäre Prävention* betreiben, indem man das Fortschreiten der Krankheit verhindert; dies fällt jedoch schon stark in den Bereich der kurativen Medizin.[128]

Das heißt, dass *bbkS* erstens das Wissen für diese präventiven Maßnahmen liefern, indem sie Subgruppen stratifizieren und dadurch bestimmte Auslöserfaktoren herausfiltern. Sie dienen zweitens der Beforschung vorbeugender Maßnahmen, welche diese Faktoren schon im vornherein durch Pharmazeutika oder Therapie zu unterbinden versuchen. Drittens unterscheiden sie aber auch unterschiedlich aggressive Marker, sodass eine gezielte Prävention geleistet werden kann, die am Ende auch wirklich Ergebnisse zeitigt und den Patienten keiner höheren Belastung aussetzt als nötig.[129]

3.1.b Ebene der Forscher

Schaffung eines genetischen Datenpools für zukünftige Forschung

Wie jede andere Forschungsrichtung benötigt auch die Biotechnologie und eben auch die Biomarkerforschung Proben, mit denen sie forschen kann. Da diese Proben aber gerade im Bereich genetischer Marker mit vielen ethischen Fragen besetzt sind, die kontrovers diskutiert werden, ist es meist schwer, ausreichend Untersuchungsmaterial zur Verfügung zu haben. Dies hängt nicht zuletzt damit zusammen, dass Proben und Ergebnisse einer Studie nicht ohne weiteres auch für zukünftige Studien genutzt werden dürften.

---

[126] Vgl. *Paul* 2010, S. 196.

[127] Vgl. *Kunze, U.*: Präventivmedizin, Epidemiologie und Sozialmedizin, 4. Überarbeitete Auflage, Wien 2007, *Kunze* 2007, S. 28.

[128] Vgl. Ebd., S. 33.

[129] Vgl. Research Advocacy Network 2010, S. 22.

Wenn nun im Rahmen *bbkS* und molekularer Diagnostik unter Nutzung von Biomarkern diese aber sowieso erhoben werden, beziehungsweise erhoben werden müssen, könnte man sich vorstellen, dass diese Daten in großen Biobanken gespeichert, ausgewertet und durch diese zur Verfügung gestellt werden können.[130] Diese wären dann eine ideale Arbeitsressource für viele Arten medizinischer Forschung. So würde zum Beispiel die molekulare Epidemiologie stark davon profitieren und könnte somit selbst wieder zur Erforschung neuer sensitiver Marker beitragen.[131] Biobanken könnten also einerseits durch *bbkS* etabliert werden, als auch andererseits diese, aber auch viele andere Bereiche der medizinischen Forschung, begünstigen. Ein konkretes Nutzungsbeispiel wäre der *virtuelle Patient*, welchen sich *Hans Lehrbach* vom Max-Planck-Institut für molekulare Genetik vorstellt. Dafür werden alle durch Biomarker erhobenen Daten in ein Computermodell eingespeist, welches dann helfen kann die optimalste Therapie für den realen Patienten zu finden.[132]

Probandengewinnung durch genotype-driven recruitment

Ein Verfahren, bei dem diese Biobanken unerlässlich sind, ist das *genotype-driven recruitment*, welches bereits seit einigen Jahren auf dem Vormarsch ist. Hierbei handelt es sich um die gezielte Suche nach Probanden auf Grundlage eines passenden Genotyps für die jeweilige Studie. Während in konventionellen Studien Probanden über Mittel wie zum Beispiel Patientenkarteien, Flyer in Wartezimmern, Informationen von Hausärzten, Kontakt durch Selbsthilfegruppen, Zeitungsannoncen, Pressemitteilungen oder Internet-Präsenz angeworben werden[133], ist es mit dieser Methode möglich, durch das Sichten einer genotypbasierten Patientenkartei geeignete – vor allem genotypisch geeignete – Probanden zu finden und aufwendige Suchen, in deren Rahmen möglicherweise trotzdem ungeeignete Teilnehmer eingeladen würden, erheblich zu mi-

[130] Vgl. *Haga, S. B./ Beskow. L. M.*: Ethical, Legal, and Social Implications of Biobanks for Genetics Research, in: Advances in Genetics, 60 (2008), *Haga* 2008, S. 512.

[131] Vgl. *Semler, S.C. et al.*: Bestandsaufnahme und Charakterisierung von Biobanken – Systematisierung, wissenschaftliche Bewertung, Finanzierungsmodelle und Konzepte zu Datenschutz und Patienteneinwilligung. Version 1.20, Gutachten der Telematikplattform für Medizinische Forschungsnetze e.V. (TMF) im Auftrag des Deutschen Bundestages, 2006, S. 93 (zit. als TMF 2006).

[132] Vgl. Deutsche Ethikrat 2013, S. 8.

[133] Vgl. *Stapff* 2008, S. 93 ff.

nimieren. Dies hat zum einen den Vorteil, dass bereits vor Beginn die Gruppe der Probanden sehr homogen ist und dadurch zum anderen viel Zeit und Geld gespart wird.[134] Vor allem für seltene Krankheiten oder Genvarianten, die sonst aufgrund von Probandenmangel nur sehr schwer zu untersuchen wären, liegt hier eine Chance.

Schaffung umfassender individueller Biomarkerprofile

Eine weitere Möglichkeit, welche die Erhebung unzähliger Biomarkerdaten gibt, ist die Erstellung eines umfassenden individuellen Profils, welches nahezu alle biologischen und physiologischen Daten und Spezifika eines Menschen erfasst. So lassen sich die Daten bildgebender Verfahren, genetischer Analyse, der OMICS und phänotypischer Untersuchungen zu einem großen Datenblatt eines Menschen zusammenfügen.[135]

3.1.c Ebene der Gesellschaft

Spezifizierung des Krankheitsbegriffs

Die Möglichkeit durch genetische Tests Dispositionen für Krankheiten festzustellen, ist in dieser Arbeit schon vorgestellt worden und es wurde auch betont, dass man dadurch Menschen die Möglichkeit gibt, selbst präventiv tätig zu werden. Die Frage, die sich nun stellt ist: Ist die (genetische) Disposition zu einer Krankheit schon selbst als eine solche zu verstehen, oder nicht? Beziehungsweise, welche Stärke muss die Disposition zu einer Krankheit aufweisen, um selbst krankheitsähnlich/ -äquivalent zu gelten?

Beantwortet man die erste Frage mit *Ja*, so wäre der heutige Krankheitsbegriff als „Störung des körperlichen, seelischen und sozialen Wohlbefindens“[136] infrage zu stellen, da diese ja nicht zwingend vorliegt[137]; es sei denn, dass das Wissen um eine bestimmte Veranlagung das seelische Wohlbefinden beeinträchtigt.

Beantwortet man die erste Frage mit *Nein*, so ist weiter zu fragen, wie der Kategorie der Disposition dann Rechnung getragen wird. Sollte

[134] Vgl. *Beskow* 2011, S. 2.
[135] Vgl. *Kroemer* 2013, S. 16.
[136] Vgl. WHO (World Health Organisation): Verfassung der Weltgesundheitsorganisation, Stand am 25.06.2009, URL: `http://www.admin.ch/ch/d/sr/i8/0.810.1.de.pdf`, Stand 15.09.2012, S. 1.
[137] Vgl. *Eberbach* 2011, S. 6 f.

es drei Kategorien geben, „*gesund – dispositiv – krank*?“ Oder, im Sinne der zweiten Frage, welches Ausmaß muss eine Disposition aufweisen, um in den Sonderstatus zwischen gesund und krank zu gehören? Dies ist vor allem für die Frage der Finanzierungshilfen durch Krankenkassen oder Versicherungen, im Rahmen präventiver Behandlungen zentral.

Die Fortschritte im Rahmen von *bbkS* werden die Antwort auf diese Frage entscheidend mit beeinflussen und somit auch der rechtlichen Klärung Vorschub leisten. Im Anschluss daran ist es dann auch möglich, *latent Kranke* angemessen zu behandeln, da sie dann nicht mehr in einer Grauzone verschwinden, wie es derzeit noch der Fall ist.

Erfassung gesamtgesellschaftlicher gesundheitlicher Trends und Entwicklungen

Im Anschluss an sich möglicherweise etablierende Biobanken und die großangelegte Nutzung von *bbkS* besteht zudem ein großes Potential für die Erfassung gesamtgesellschaftlicher Entwicklungen und Trends. So ist es zum einen denkbar, dass es möglich ist, die Zunahme bestimmter Erbkrankheiten zu beobachten, oder aber Zusammenhänge zwischen Schadstoffbelastungen und zunehmenden Krankheitsausbrüchen zu erkennen. Auch könnten generelle Unterschiede zwischen Volksgruppen und -schichten auffallen, wenn im Rahmen von *bbkS* genauere Probanden und Patientenprofile erstellt werden. Schließlich könnten im Rahmen einer Studie stratifizierte Subpopulationen darüber Aufschluss geben, ob es möglicherweise Zusammenhänge zwischen bestimmten Genen und der Umwelt der Probanden gibt.

Ein Beispiel ist die Gesellschaftsstudie *Study of Health in Pomerania*, in welcher mittlerweile die Daten von 10.000 Menschen erhoben und festgehalten wurden, um die gesundheitliche Entwicklung in Mecklenburg-Vorpommern, aber auch generell in Deutschland zu erheben.[138]

Entlastung des Gesundheitssystems

Dass im Rahmen der Erforschung von *bbkS* große Investitionen nötig sind kann man nicht abstreiten, demgegenüber sind mit dieser Technologie aber auch Hoffnungen verbunden, dass man in der Zukunft große

[138] Vgl. *Kroemer* 2013, S. 16.

Summen einsparen kann. So soll durch *bbkS* die Zahl unnötiger Therapien und unwirksamer Medikamente, als auch durch die genannten Möglichkeiten der Prävention, die Zahl der notwendigen Behandlungen generell verringert werden.[139] Der Trend soll also zu einer immer früheren und genaueren Medizin gehen, wodurch eventuell auch die Menge stationärer Plätze gesenkt und Kliniken entlastet werden könnten. Oder in den Worten einer gesundheitspolitischen Aussage: „Es ist erklärtes Ziel der Bundesregierung, die Gesundheitsförderung und Prävention als Instrument zur Verbesserung der Gesundheit der Bevölkerung auszubauen, zu einem Leitbild der Gesundheitspolitik und anderer Politikbereiche zu entwickeln und neben Heilung, Pflege und Rehabilitation – als vierte Säule im Gesundheitswesen fest zu verankern.“[140]

Steigerung der Patientenautonomie

Neben diesen gesellschaftlichen Entwicklungen kann aber auch auf individueller Ebene durch Wissen um die eigenen genetischen Dispositionen ein Fortschritt erreicht werden. So kann dieses Wissen dazu führen, dass die Menschen im Allgemeinen autonomer im Umgang mit Krankheiten und Risiken werden. Anders gesagt, wenn jeder seine individuellen Gegebenheiten kennt ist auch möglich angemessen und daran angepasst zu handeln. Dadurch steigt die Souveränität des Einzelnen und das Risiko, dass Patienten in eine Handlungsunfähigkeit verfallen, sinkt.[141]

3.2 Beobachtung der Status molekularer und genetischer Biomarker

In diesem Abschnitt geht es um die große Zahl der Anwendungsgebiete, in denen Biomarker im Bereich der Medizin und von *bbkS* zum Einsatz kommen. Man unterscheidet dabei die zumeist die Bereiche von Prävention, Diagnose, Behandlung, Nachbehandlung und Rückfallprävention. Alle diese Felder werden im Kommenden näher beleuchtet, wenn es um die Beobachtung molekularer und genetischer Biomarker im Rahmen von *bbkS* geht.

---

[139] Vgl. TAB 2008, S. 48.
[140] Zit. Ebd., S. 230.
[141] Vgl. Ebd., S. 48.

3.2.a Ebene des Probanden

Verbesserung der Diagnose

Das wohl offensichtlichste Potential *bbkS* und der Nutzung von Biomarkern liegt in ihrer Fähigkeit der Verbesserung der Diagnose und der genauen Analyse des Gesundheits- beziehungsweise des Krankheitszustands des Patienten. Diese molekulare Diagnose beruht auf der Untersuchung sowohl des Genotyps, als auch seiner Produkte.[142] Werden genauere und spezifischere Diagnosen gestellt und die Probanden somit spezifischer klassifiziert, so können auch die Subpopulationen genauer werden und dadurch wiederum können Krankheiten genauer differenziert werden und Therapien besser angepasst werden.

Außerdem können Ärzte oder Forscher mithilfe der verbesserten diagnostischen Mittel Patienten, die für eine Therapie infrage kommen, einfacher und schneller identifizieren, beziehungsweise gezielt ausschließen. Dadurch sinkt dann sowohl die Belastung für die Patienten und Probanden, welche nicht auf die Therapie ansprechen (würden), als auch die Kosten die aus dieser entstehen.[143]

Neue Erkenntnisse über die Verstoffwechselung

Biomarker geben uns aber nicht nur Aufschluss, ob Stoffe überhaupt genutzt werden können, beziehungsweise ob man negativ auf diese reagiert, sondern auch über die Dimension dieser Reaktion. Es ist also möglich aufzuzeigen, wie schnell und umfassend diese Umwandlung erfolgt. Diese Erkenntnisse erlauben es dann, wiederum Dosen zu senken oder gegebenenfalls auch zu erhöhen, sodass sie eine Wirkung beim Patienten zeitigen, aber auch die Nebenwirkungen nicht zu stark sind.[144] Dass dies bei *bbkS* genutzt wird, versteht sich von selbst, denn so ist es möglich, sehr zeitnah die Wirkungen von Therapien zu erkennen, beziehungsweise festzustellen, ob ein Proband auf die jeweilige Therapie reagiert und wie.[145] So lässt sich mit den richtigen Markern schon früh innerhalb der Studie, beziehungsweise während der zu testenden Behandlung erkennen, wie der Test verläuft. Es ist also nicht nötig, erst auf eine Besserung des Gesundheitszustandes zu warten, sondern es kann in manchen Fällen schon vor dieser Phase geklärt werden, ob die

---

[142] Vgl. TAB 2008, S. 91 ff.
[143] Vgl. *Pfundner* 2013, S. 75.
[144] Vgl. Research Advocacy Network 2010, S. 22 f.
[145] Vgl. TAB 2008, S. 103.

Therapie ihre Wirkung erzielt oder nicht. Als Beispiel: im Bereich der *rheumatoiden Arthritis* nutzt man um die Veränderung im Therapieansprechen zu untersuchen, in den meisten Studien den *Disease Activity Score 28* (*DAS28*) oder die *EULAR*-Responsekategorien (*European League Against Rheumatism*), welcher durch eine breite Analyse vieler Biomarker ein umfassendes Bild des Krankheitsverlaufs aufzeigt.[146]

Ein weiteres Beispiel hierfür ist das Protein *S100-beta*, das im Blut nachzuweisen ist. Dieses Protein ist für Melanome, einen Typ von Hautkrebs, verantwortlich. Schafft man es, die Konzentration dieses Proteins im Blut zu senken, so senkt man auch das Erkrankungsrisiko immens. Eine Senkung des *S100-beta*-Spiegels kann also mit einem Erfolg der Therapie assoziiert werden.[147]

Ebenfalls in diesen Bereich fallen Erkenntnisse über die Sicherheit eines Medikaments, da mögliche Nebenprodukte und toxische Wirkungen schon früh erkannt werden können.[148] Neben der Aufklärung über die Art der Verstoffwechselung kann dieses Verfahren aber auch zum Entdecken der Funktionswege von Viren oder Bakterien genutzt werden. Dafür kann man spezielle Biomarker nutzen, welche mit diesen Mikroorganismen interagieren oder indirekt, etwa in Form einer Spur, von diesen abgesondert werden.[149] Auf diese Weise könnten durch die Untersuchung von Probenmaterial der Patienten schon lange vor Ausbruch einer Krankheit genetische oder nichtgenetische Veränderungen auffallen.[150]

3.2.b Ebene der Forscher

Neue Konzepte der Prädiktion

Neben den schon genannten neuen Ansätzen der Präventionsmedizin, müssen aber auch die Möglichkeiten der Prädiktionsmedizin, also der vorhersagenden Medizin, hervorgehoben werden. Durch die Erkenntnisse der *bbkS* über die Verschiedenheit ein und derselben Krankheit im Bezug zu den jeweilig anderen Biomarkerprofilen ist es natürlich auch möglich, genauere Aussagen über deren Verlauf zu machen. Dadurch kann man dann neue Wege des Umgangs mit Krankheiten, aber auch

[146] Vgl. *Frank* 2013, S. 18.
[147] Vgl. Research Advocacy Network 2010, S. 23.
[148] Vgl. TAB 2008, S. 72 f.
[149] Vgl. TMF 2006, S. 93.
[150] Vgl. Ebd., S. 88.

mit der Gesundheit beziehungsweise der 'noch-Gesundheit' entwickeln, die vor allem mit tiefgreifenden Folgen für das Gesundheitssystem verbunden sind.[151]

Durch die Möglichkeiten der Prädiktion findet aber natürlich auch eine Personalisierung statt und es werden Voraussetzungen für eine umfassende Therapieplanung und Umsetzung geliefert.[152] Dies ist etwa dadurch möglich, dass Aussagen über das Ansprechen auf eine bestimmte Therapie möglich sind. Es ist also nicht nur möglich den Krankheitsverlauf ohne Therapie vorherzusagen, sondern auch den Verlauf mit der Therapie, beziehungsweise die Wirkung dieser vor der Anwendung zu kennen.[153]

Als dritte Möglichkeit der Nutzung von *bbkS* für die Prädiktionsmedizin ist die Beobachtung und Frühwarnung vor Rückfällen zu nennen. Da bestimmte Stoffkonzentrationen durch Biomarker gezielt überwacht werden können, oder selbst als Biomarker genutzt werden, lassen sich diese schließlich auch nach einer erfolgreichen Behandlung weiter beobachten. Dadurch kann sehr frühzeitig einem Rückfall vorgebeugt werden. Teilweise können so sogar sehr zuverlässige Prognosen für zehn Jahre gestellt werden. Ein Beispiel hierfür ist der Test Onco*type* DX®, mit dem sich bei einer bestimmten Form des Brustkrebses die Rückfallwahrscheinlichkeit berechnen lässt.[154] Dabei werden 21 Gene untersucht, die mit dem Rückfallrisiko verbunden sind.

Verbesserung der Genauigkeit von Biomarkern

Es gibt auch heute immer noch eine große Anzahl an Krankheiten, bei denen man große Schwierigkeiten, hat diese eindeutig zu identifizieren. *BbkS* können hier durch die Testung der verschiedenen Biomarker helfen, genauere Testungsverfahren zu entwickeln und so der Früherkennung Vorschub leisten. Ein anderes Beispiel ist die Entwicklung von Biomarkerkonglomeraten und auf diesen beruhenden Tests. Dies wird etwa mit dem *DAS28*-Test bei *rheumatoider Arthritis* versucht. Dieser Mehrfachbiomarkertest ist bereits jetzt genauer und zuverlässiger als

[151] Vgl. *Paul* 2010, S. 193.
[152] Vgl. Ebd., S. 193.
[153] Vgl. Research Advocacy Network 2010, S. 22.
[154] Vgl. Ebd., S. 42.

herkömmliche Einzeltests.[155] Die Aussagekraft solcher Tests zu prüfen, ist ebenfalls Aufgabe *bbkS*.

Erkenntnisse über die Gen-Umwelt-Interaktion

Die Fortschritte in der Genetik haben uns mittlerweile gezeigt, dass Gene nicht der einzige Faktor sind, durch den unser Körper- beziehungsweise Krankheitszustand beeinflusst wird. Vielmehr wirken Gene, Umwelt, Lebensführung und Medikation zusammen.

Auf phänotypischer Ebene ist hierbei die Analyse des Metaboloms durch Biomarker Vorreiter, da dies die derzeit besten Ergebnisse liefert.[156] Nimmt man dazu die äußerst feine Stratifizierung und das Wissen um die Wirksamkeit und Verstoffwechselung, welches im Rahmen von *bbkS* gewonnen wird, so lassen sich auch Erkenntnisse über den Zusammenhang von Gen und Umwelt erkennen.

Erkenntnisse für die Umwelthygiene

Die Umweltmedizin ist der Teil der Medizin, welche sich mit Umwelteinflüssen wie Schadstoffbelastungen beschäftigt. Auch hier kommen Biomarker immer stärker zum Einsatz. Sie dienen dabei zur Entwicklung von Richtwerten und Limitierungen sowie Belastungsprofilen der Bevölkerung. Dadurch soll es in den nächsten Jahren möglich sein, geographische Cluster zu bilden, die mit bestimmten Biomarkerwerten assoziiert sind. Mit diesem Wissen kann man die Effektivität etwa von Schutzrichtlinien erheben oder regulatorische Eingriffe bewerten.[157]

Erkenntnisse für die Epidemiologie

Die Epidemiologie wird in unserer globalen und immer mehr zusammenrückenden Welt zunehmend wichtiger; Vogelgrippe, SARS und Co. sind hier bekannte Beispiele. Deshalb ist es besonders wichtig, dass Impfungen möglichst alle potentiellen Opfer erreichen. In dieser Aussage stecken gleich zwei Einsatzfelder für *bbkS*.

---

[155] Vgl. *Centola, M. et al.*: Development of a Multi-Biomarker Disease Activity Test for Rheumatoid Arthritis, in: PLoS ONE 8(4) (2013), *Centola* 2013, S. 2.

[156] Vgl. TAB 2008, S. 99 ff.

[157] Vgl. *Bauer, S.*: Societal and ethical issues in human biomonitoring – a view from science studies, in: Environmental Health 7 (Suppl I) (2008), S. 4 (zit. nach Seitenangabe des Link-Textes; zit. als Bauer 2008).

Auf der einen Seite lassen sich über eine Erhebung von genetischen Daten potentielle 'Opfer' bestimmter Erreger identifizieren, was gleichzeitig auch eine Unterscheidung (Stratifizierung) zu 'bloßen' Überträgern möglich macht. Auf der anderen Seite liefert dieses Wissen die Möglichkeit, nicht-bedrohte Menschen von Impfungen auszuschließen und ihnen somit Belastungen zu ersparen, aber auch medizinische Ressourcen zu sparen.[158]

Durch die neuen Methoden der Untersuchung von Probanden in *bbkS* ist es also möglich, Impfungen aber auch die Medikamentierung je nach 'Opfer' und Überträger zu unterscheiden und zu beforschen und so wirksamer gegen Epidemien vorzugehen.

Erkenntnisse für die Altersforschung

Dass *bbkS* auch für die Altersforschung von Bedeutung sind, zeigt zum Beispiel eine Studie unter Leitung von *Joris Deelen* des Leiden University Medical Center aus dem Jahr 2013. *Deelen* beschreibt darin, dass Biomarker und *bbkS* in diesem Kontext genutzt werden, um Einblicke in die Geschwindigkeit des Alterns, positive und negative Einflüsse oder aber die Differenzen in der Lebenserwartung zu bekommen.[159] Hierbei stützt man sich neben molekularen Markern besonders auf genetische, epigenetische und transkriptomische Marker. Davon profitiert jedoch nicht nur die Altersforschung, sondern auch die Studien selbst, da so Parameter identifiziert werden, welche das biologische Alter von Individuen und ihre Überlebensaussichten bestimmen lassen, was wiederum auch für die Präventionsmedizin Auswirkungen hat.[160]

Erkenntnisse für die Transplantationsmedizin

Transplantationen sind aufgrund vieler Faktoren seit jeher ein äußerst schwieriges Unterfangen. Zwar gehören sie heute schon zum Alltag in der Medizin, aber wie in den Anfängen haben die Ärzte mit der Individualität der Patienten und ihrer Organe zu kämpfen. Bisher versucht man, den auftretenden Abstoßungserscheinungen vor allem mit Medikamenten zu begegnen, aber andere Methoden befinden sich derzeit schon

---

[158] Vgl. *Bauer* 2011, S. 38.

[159] Vgl. *Deelen, J. et al.*: Identifying the genomic determinants of aging and longevity in human population studies: Progress and challenges, in: Bioessays 35 (2013), *Deelen* 2013, S. 387.

[160] Vgl. Ebd., S. 387.

in der Forschung. Die erste Möglichkeit, die Biomarker und *bbkS* hier bieten, ist es, durch Proteomanalysen frühzeitig Abstoßungsreaktionen feststellen zu können.[161]

Ein zweiter Ansatz ist es, noch ähnlichere Transplantate zu finden. Hierzu können Biomarkerprofile einen großen Beitrag leisten, indem man, ähnlich wie in den Studien, die Spender und Empfänger stratifiziert. Besonders die Verbindung von genetischen und molekularen Daten könnte hier helfen. Aber auch die Medikamente, mit denen man die Abstoßungsreaktionen abmildern und unterbinden will, können so verbessert werden.[162]

Drittens könnten Biomarker beim sogenannten *tissue engineering* helfen. Darunter versteht man die Züchtung von Organen aus körpereigenen Zellen (Stammzellen), oder schon spezifischen Geweben. Im Rahmen von *bbkS* können diese Therapeutika dann wiederum evaluiert werden.

Erkenntnisse für das drug-targeting

Eine Voraussetzung dafür, dass ein Medikament wirkt ist, dass es auch an die Stelle gelangt, an der es genutzt werden soll. Dazu kommt dann noch der Anspruch, dass es möglichst nur die kranken Zellen trifft. Beides ist jedoch äußerst schwer[163] und so beforscht man immer wieder Möglichkeiten, wie ein solches *drug-targeting* funktionieren kann. Dass dies schwer ist, zeigt zum Beispiel die Chemotherapie, mit der man zwar relativ erfolgreich Krebs bekämpfen kann, andererseits aber den gesamten Körper stark in Mitleidenschaft zieht. Demgegenüber sind aber auch Tabletten oder Kapseln anfällig für bestimmte Milieus im Körper, so zum Beispiel für die Magensäure. Arzneistoffe könnten also vor ihrer Nutzung zerstört werden.[164]

Biomarkerforschung kann zur Lösung dieses Problems eine wichtigen Beitrag leisten, indem sie hilft, etwa physiologische oder molekulare Besonderheiten bestimmter Gewebe – also Biomarker – zu identifizieren, oder aber für das aktive *targeting* zielsuchende Vektoren aufzufinden, welche an Wirkstoffträger gebunden werden könnten.[165] Das heißt, ähnlich den DNA-Chips könnten „Köderstoffe“ gesucht werden, welche

---

[161] Vgl. TAB 2008, S. 99.
[162] Vgl. Ebd., S. 48.
[163] Vgl. *Wink* 2011, S. 367.
[164] Vgl. Ebd., S. 367.
[165] Vgl. *Clark* 2009, S. 211.

nur, oder besonders in dem gewünschten Gebiet passende Gegenparts finden. Dadurch kann man dann der Nanobiotechnologie zuarbeiten, die die genannten Probleme bearbeitet.[166] Die Aufgabe *bbkS* ist dabei einerseits die Evaluation dieser neuen Entwicklungen, andererseits wird aber auch das Wissen um bestimmte Subgruppen eingebracht, sodass durch sie neue Konzepte erforscht und angeregt werden können.

Verwendung der Erkenntnisse für enhancement-Wirkstoffe und militärische Forschung

Nur kurz soll hier das Potenzial erwähnt sein, dass natürlich alle Erkenntnisse und Methoden der *bbkS* auch für die Herstellung von *enhancement*-Wirkstoffen genutzt werden können, die dadurch noch wirksamer und/oder nebenwirkungsärmer werden. Damit sind zum Beispiel Pharmazeutika gemeint, welche die physischen, aber auch die kognitiven Fähigkeiten, wie etwa die Konzentration, erhöhen.

Der Vollständigkeit halber muss hier aber auch das Potential derartiger Studien für die militärische Nutzung, etwa im Sinne von Präparaten für Soldaten oder zu Erstellung angepasster Bio- oder Chemiewaffen, aber auch zu deren Bekämpfung, erwähnt werden.

Entlastung von Tierstudien

In Anknüpfung an die Möglichkeit bereits frühzeitig während der Studie die Auswirkung von Pharmazeutika auf den menschlichen Körper zu erkennen oder gezielt Proben auf Biomarker zu untersuchen, ist ein weiteres Potential *bbkS*, dass durch diese Methoden auch die Zahl der Versuchstiere, welche für die Vorstudien zum eigentlichen Humanexperiment benötigt werden, reduziert werden kann.[167] Diese Möglichkeit ist vor allem für die Pharmakochemie und die Toxikologie relevant.

---

[166] Vgl. *Voigt, R.*: Pharmazeutische Technologie – Für Studium und Beruf, bearbeitet v. *Alfred Fahr*, 11. Durchgesehene und ergänzte Auflage, Stuttgart 2010, S. 575.

[167] Vgl. *Kröger, M.*: Identifizierung potentieller früher Biomarker in chemisch induzierter Leberkanzerogenese, in: BIOSpektrum (5) 2006, *Kröger* 2006, S. 561.

3.3 Stratifizierung homogener Subpopulationen

Ein besonderer Vorteil *bbkS* ist die Möglichkeit statt großen heterogenen Studienpopulationen, kleine und stärker (bis gänzlich) homogene Subgruppen zu bilden. Dadurch ist es möglich, die Wirkungen und Nebenwirkungen von Medikamenten viel genauer zu bestimmen und somit die Anwendbarkeit, sowie die Patiententreue zu erhöhen. Aber auch die Erforschung neuer Entwicklungsverfahren kann hier genannt werden.

3.3.a Ebene der Forscher

Bessere Krankheits- und Probandenstratifizierung

Die Wirkung eines Medikamentes hängt immer davon ab, wie genau es an die Krankheit und den sie in sich tragenden Wirt angepasst ist. Je besser diesen beiden Punkte durch das Medikament Rechnung getragen wird, umso besser ist auch die Wirkung.

Durch die Biomarkertechnologie kommt man auf diesem Weg ein großes Stück weiter, da durch die viel spezifischeren genetischen und molekularen Marker, erstmals auch eine genaue Klassifikation innerhalb einer scheinbar einheitlichen Krankheit möglich ist. Bestes Beispiel ist hier Krebs[168] und genauer Brustkrebs.[169] Es war eine große aber zugleich auch schockierende Erkenntnis als man in den 1990er Jahren herausfand, wieso immer nur etwa die Hälfte der von Brustkrebs betroffenen Frauen auf eine Behandlung mit bestimmten Medikamenten ansprach. Der Grund war, dass die eine Hälfte der Frauen eine Mutation im *BRCA1*-Gen aufwies und die andere eine Mutation im *BRCA2*-Gen. Auch wenn die verursachte Krankheit am Ende den selben Phänotyp aufweist, so ist doch eine andere Behandlung nötig, um dieser entgegenzuwirken. Hierbei helfen unter anderem die in Kapitel 2.3.a.i vorgestellten Transkriptomanalysen, also die Untersuchung der CNVs, oder die Analyse von molekularen Signaturen im Transkriptom.[170]

---

[168] Vgl. *Wolf, J.*: Personalisierte Medizin – neue Anforderungen an den Arzt?, in: Deutscher Ethikrat (Hrsg.): Personalisierte Medizin – der Patient als Nutznießer oder Opfer?, Tagungsdokumentation der Jahrestagung des Deutschen Ethikrates 2012, Deutscher Ethikrat 2013, S. 34.

[169] Vgl. TAB 2008, S. 135.

[170] Vgl. Ebd., S. 87 und 93.

Die Stratifizierung wird durch die genannten neuen Biomarker wesentlich verbessert und ergänzt. *BbkS* nutzen diese Methodik bei der Stratifizierung der Subpopulationen, sodass zum Beispiel *BRCA1*- und *BRCA2*-Probanden getrennt voneinander untersucht und beforscht werden können.[171]

Entdecken von orphan populations und Beforschung dieser

Eine weitere Problematik, die mit *bbkS* erstmals effektiv angegangen werden kann, stellen die sogenannten *orphan populations* (engl. orphan – verwaist) dar. Damit sind sehr kleine, Probandenpopulationen gemeint, welche mit den bisherigen Methoden, im schlechtesten Fall keine validen Ergebnisse hervorbrachten.[172] Diese Gefahr ist recht naheliegend, da ja auch bei konventionellen Studien der Anspruch besteht, möglichst homogene Gruppen zu untersuchen, die im Falle von seltenen Krankheiten eben sehr klein sein können. Im Rahmen *bbkS* wird hier durch die Nutzung neuer Designs versucht, diesem Problem bestmöglich gerecht zu werden, da kleinere (weil homogenere) Populationen nötig sind. Dies kann wiederum dazu führen, dass durch *bbkS* die für valide Studien nötige Probandenpopulationsgröße sinkt.

Die genaue Stratifizierung macht es aber auch möglich, gezielt nach Mitgliedern dieser *orphan populations* zu suchen. So lassen sich dann vielleicht sogar größere Gruppen bilden als man erwartet hat.

Entwicklung neuer Geschäftsmodelle für Medikamentenforschung und Vertrieb

Die bisherigen Entwicklungs- und Zulassungsverfahren für Medikamente werden durch den Anspruch der *Personalisierten Medizin* grundlegend in Frage gestellt. So ist das Ziel von Unikaten in der Pharmazie zwar noch in weiter Ferne, aber allein die Stratifizierung von Subgruppen und damit die Herstellung von Medikamenten für kleine Populationen von Anwendern ist bisher schlichtweg nicht lukrativ. Deshalb zwingen *bbkS* die Pharmaindustrie geradezu dazu, neue Wege und Lösungen für diese Probleme zu finden. Dass hier jedoch großes Potenzial liegt, verdeutlicht etwa eine Studie von *Pricewaterhouse Coopers*, wel-

[171] Vgl. TAB 2008, S. 70 f.
[172] Vgl. *Winnicki* 2010, S. 104 f.

che für den US-Markt bis 2015 eine Entwicklung von im Jahre 2011, 232 Milliarden USD, auf 452 Milliarden USD prognostizieren.[173]

Das erste Beispiel, wie dies funktionieren kann, ist eine auf *Medikamenten-Responder* zugeschnittene und dadurch wesentlich kleinere Studie. Diese testet also nicht mehr prinzipiell jeden, sondern sucht in einer schon identifizierten Population[174]; wie etwa das oben genannte *targeted design*. Der Vorteil daran ist, dass man statt heterogener Gruppen, homogene Testpopulationen beforscht und die Ergebnisse deshalb eine weitaus höhere Aussagekraft besitzen.[175]

Zweitens besteht die Möglichkeit, neue Biomarker gleichzeitig mit dem Medikament zu dessen Beeinflussung zu suchen. So ist es möglich, viel Zeit einzusparen und gleichzeitig Erkenntnisse über die Diagnose und die entsprechende Behandlung zu erlangen.[176] Diese Diagnostik-Medikament-Pakete ermöglichen zum einen höhere Gewinne als durch die Medikamente alleine. Zum anderen geht hiermit eine stärkere Patentposition für das jeweilige Unternehmen einher, was auch noch zusätzliche Einnahmen schaffen könnte.[177]

Die dritte Möglichkeit besteht darin, dass durch weiteres Wissen im Bereich der Biomarker alte, ursprünglich nicht zugelassene Medikamente, für eine erneute Testung infrage kommen könnten. Dies ist insofern möglich, da die Stratifizierung von Subgruppen zeigen könnte, dass Pharmazeutika, die für andere Gruppen toxische oder nicht ausreichende Wirkungen haben, eventuell für nun identifizierte Populationen eine positive Wirkung zeitigen.[178]

Viertens könnte es durch die immer breitere Nutzung von diagnostischen, präventiven und therapeutischen Verfahren zu einer Leistungsinduktion, aber auch zu einer Marktsättigung kommen, der eine Kostenreduktion folgt.[179]

Fünftens gibt es den Ansatz, dass durch die effektiveren und nebenwirkungsärmeren Medikamente die Therapietreue der Anwender gesteigert wird und dies zu einer leichteren Annahme der Behandlung durch die Patienten führt.[180] Dies wiederum könnte auch die Zahl der Käufer

---

[173] Vgl. *Wink* 2011, S. 515.
[174] Vgl. *Wink* 2011, S. 515.
[175] Vgl. *Pfundner* 2013, S. 75.
[176] Vgl. Research Advocacy Network 2010, S. 50.
[177] Vgl. TAB 2008, S. 269.
[178] Vgl. *Wink* 2011, S. 515.
[179] Vgl. *Paul* 2010, S. 197.
[180] Vgl. TAB 2008, S. 135.

positiv beeinflussen und damit die Lukrativität von Medikamentenentwicklungen für kleinere Populationen steigern.[181]

Sechstens profitieren Pharmaunternehmen von einem zusätzlichen Marktschutzmechanismus, welcher die Erforschung von *orphan drugs*, das heißt, Medikamenten für seltene Krankheiten, fördert[182]; in Europa gilt eine Krankheit als selten, wenn weniger als 5 Personen pro 10.000 an dieser erkranken.[183] Ob diese Förderung im Zuge eines Fortschritts der *Personalisierten Medizin* wegfällt oder reduziert wird/werden sollte, ist eine andere Frage.

Siebtens ist die Möglichkeit gezielten Sponsorings vorstellbar, die mit einer zunehmenden Liberalisierung des Medizinproduktemarktes einhergeht. Beispielsweise könnten durch die verbesserte Diagnostik, Betroffenengruppen entstehen, welche selbstständig Studien für ihr Leiden finanzieren und so auch im Fall von sehr kleinen Populationen eine angemessene Forschung ermöglichen könnten.[184]

Achtens gibt es schließlich in den USA das Konzept des *Fast-Track-Programms.* Die FDA, die amerikanische Medikamtenaufsichtsbehörde, bietet mit diesem Programm jungen Unternehmen die Möglichkeit, durch eine besonders enge Zusammenarbeit mit der Behörde die Entwicklung und Zulassung der Medikamente zu beschleunigen; das heißt um ca. 2 Jahre für die klinischen Studien und 1 weiteres Jahr für die Zulassung. Geknüpft ist dieses Angebot daran, dass die Pharmafirmen ein Medikament für lebensbedrohliche Krankheiten entwickeln, für die keine angemessene oder ausreichende Therapie zur Verfügung steht, also etwa bei Krebserkrankungen oder bestimmten Infektionen.[185]

Ein Beispiel für den Erfolg dieser sogenannten *Nichebuster*[186], der 'Gegengruppe' zu den *Blockbuster*-Medikamenten für große Gruppen von Patienten, ist *Herceptin.* Dieses Medikament der Schweizer Firma Roche schaffte im Jahre 2008 einen Umsatz von rund 5 Milliarden USD, obwohl es nur bei 20-30% aller Brustkrebspatientinnen angewendet

---

[181] Vgl. Ebd., S. 266.

[182] Vgl. TAB 2008, S. 269.

[183] Vgl. *Bengs* 2009, S. 92.

[184] Vgl. *Seufferlein, T./Adler, G.*: Klinische Forschung in Deutschland am Beispiel der Onkologie, in: Onkologie 33 (suppl 7) (2010), *Seufferlein* 2010, S. 4.

[185] Vgl. *Bengs* 2009, S. 93.

[186] Vgl. TAB 2008, S. 23 f.

wird.[187] Dennoch ist auch Herceptin, wie auch andere Krebsmedikamente sehr teuer.

Vor diesem Hintergrund werden aber auch noch andere Größen relevant, die leicht unter den Tisch zu fallen drohen. So werden in den USA 10%-30% der Patienten wegen unerwünschter Medikamentenwirkung in Krankenhäuser eingeliefert. Zudem sind Nebenwirkungen von Pharmazeutika in den USA die viert häufigste Todesursache und auch in Deutschland sterben daran bis zu 17000 Menschen pro Jahr.[188] Diese Zahlen zu senken, ist weiterer Anreiz und ein Potential, welches durch die Nutzung *bbkS* entfaltet werden könnte.

3.3.b Ebene der Gesellschaft

Entwicklung neuer sozialer Gruppen (biosociality)

Heute ist es vor allem im europäischen Raum größtenteils anerkannt, dass genetische Daten besonders sind und einen besonderen Schutz genießen sollten, um damit etwa genetischer Diskriminierung oder Stigmatisierung vorzubeugen. Beispiele sind hier die direkte Diskriminierung durch Arbeitgeber oder indirekt durch Krankenkassenbeiträge.

Was ist aber, wenn dies sich ändert? Die Erhebung genetischer und molekularer Biomarker könnte dazu führen, dass sich die Angst vor einem Missbrauch genetischer Daten im Vergleich zu 'normalen' Daten relativiert. Bei dieser Idee geht es etwa um die sogenannten *biosocialities*, worunter man die Ausweitung des Familien- oder Verwandtschaftsverständnisses durch eine biologische Verbundenheit versteht.[189] Die damit verbundene These ist, dass sich durch den privaten Austausch über die Befunde oder genetische Varianzen soziale Gruppen verändern, oder neu bilden könnten.[190] Beispiele wären etwa Gruppen ähnlich der Selbsthilfe-, Krankheitsgruppen oder Gruppen von Menschen

---

[187] Vgl. *Wink* 2011, S. 515 oder auch das Antikrebsmittel Imatinib (Glivec®) der Novartis AG.

[188] Vgl. *Janning, M.*: Personalisierte Medizin – Maßgeschneidert, aber teuer, in: Pharmazeutische Zeitung, 27, 2009 Berlin.

[189] Vgl. *Kollek* 2008, S. 179 ff.

[190] Vgl. *Schneider, I.*: Biobanken im Spannungsfeld zwischen Gemeinwohl und partikularen Interessen, Stabsabteilung Bio- und Gentechnologie der Friedrich Ebert Stiftung 2003, *Schneider* 2003, S. 4.

mit bestimmten (genetischen) Merkmalen.[191] Der Anthropologe *Paul Rabinow* schreibt dazu bereits 2004:

> *Vielmehr kann man sich soziale Gruppen vorstellen, die sich um Chromosom 17, Lokus 16.256, Position 654.376 und Allele mit Guanin-Vertauschung bilden. Solche Gruppen werden über medizinische Spezialisten, Labors, Geschichten und Traditionen ebenso verfügen wie über eine ganze Anzahl pastoraler Betreuer, die ihnen behilflich sein werden, ihr Schicksal zu erfassen, zu teilen, zu beeinflussen und zu »verstehen«.*[192]

Dass diese Entwicklung schon begonnen hat, zeigen soziale Netzwerke, wie etwa Facebook. Ein Beispiel dafür gibt der Mediziner und Wissenschaftler *Daniel Kraft*, welcher in einem TED-Vortrag davon spricht, wie er nach einem genetischen Test eine Facebook-Gruppe entdeckt hat, welche aus Menschen besteht, deren mitochondriale DNA den Haplotyp *K1a1b1a* besitzt.[193] Das bedeutet, dass diese Menschen vor vielen Generationen einmal dieselbe Mutter hatten, da die mitochondriale DNA der Mutter vererbt wird.

3.4 Untersuchung des Biomarker-Krankheit Zusammenhangs

Es war bisher im Rahmen konventioneller klinischer Studien nicht möglich, die Zusammenhänge zwischen Therapie und Behandlung in Gänze zu verstehen. Durch die Mittel der modernen Biomarkertechnologie kann man nun aber auch kleinste molekulare Veränderungen durch Krankheit oder Therapie beobachten und so wesentlich genauer die Wechselwirkungen zwischen beiden untersuchen. Dazu sind jedoch neue Designs nötig, da das *standard design* zum Beispiel nicht in der Lage ist, hier neues und valides Wissen zu generieren. Erst ein Studienaufbau wie

---

[191] Vgl. *Kollek* 2008, S. 184 f., an dieser Stelle wird zugleich das Beispiel der AFM (Association française contre les myopathies), einer Interessenvertretung der Opfer degenerativer Muskelschwächen, genannt.

[192] Zit. *Rabinow, P.*: Anthropologie der Vernunft – Studien zu Wissenschaft und Lebensführung, Frankfurt am Main 2004, S. 143 f.

[193] Siehe dazu TED: *Daniel Kraft*: Die Zukunft der Medizin? Es gibt eine App dafür, Video, veröff. bei TED im Juni 2011, URL: `http://www.ted.com/talks/daniel_kraft_medicine_s_future.html`, Stand 07.02.2013.

etwa im *targeted design*, welches sich von vornherein einer bekannten und genau stratifizierten Population widmet, ermöglicht dies. Ausgehend davon kann dann etwa die Belastung für die Probanden gesenkt oder die Studiendauer verkürzt werden.

3.4.a Ebene der Probanden

Geringere Belastung von Probanden

Gerade im Bereich des Designs zur Untersuchung und Testung von pharmazeutischen Präparaten stehen das Probandenwohl und eine möglichst geringe Belastung dieser im Vordergrund. Um dies zu fördern, versucht man im Rahmen der Möglichkeiten möglichst einfache, schmerzfreie und kurze Verfahren zur Erhebung und Beobachtung anzuwenden.

Die Untersuchung von molekularen und genetischen Biomarkern ist hier insofern von Nutzen, als dass sie in den meisten Fällen *ex-vivo* anhand von Proben, wie Urin, Blut oder Speichel gemessen werden können, beziehungsweise eine solche Erhebung begünstigen können. Da die Entnahmen von Gewebeproben oft nur durch zusätzliche Operationen möglich[194], im Rahmen von Krebserkrankungen aber oft unumgänglich ist, könnte hier ein Potential *bbkS* liegen. So könnten genauere Expressionsprofile invasive Eingriffe überflüssig machen, oder zumindest reduzieren. Eine Verringerung dieser Belastung hätte zudem wahrscheinlich positive Auswirkungen auf die generelle Therapietreue.

Außerdem bergen Tests, die schwerer durchzuführen sind, höhere Fehlerwahrscheinlichkeiten, wohingegen zum Beispiel Blut- oder Urinuntersuchungen in fraglichen Fällen leicht zu wiederholen sind.[195]

3.4.b Ebene der Forscher

Nutzung von Biomarkern als surrogate endpoints

Es wurde bereits erwähnt, dass es dank der Biomarkertechnologie nicht immer nötig ist, bis zum Ende einer Behandlung zu warten, um den Erfolg zu erkennen. Vielmehr kann man mit neuartigen Markern schon frühzeitig Einblicke gewinnen und so bereits während einer Studie nach Reaktionen des Körpers suchen. Geht man noch einen Schritt weiter,

---

[194] Vgl. Research Advocacy Network 2010, S. 30 f.
[195] Vgl. Ebd., S. 31.

so könnten diese in der Arzneimittelforschung aber auch insofern einen Platz einnehmen, dass sie mittlerweile selbst als *surrogate endpoints* (zu Deutsch: Therapieziel-Ersatz oder auch Ersatz-Endpunkt) für eine Therapie dienen können. Das bedeutet, statt die Heilung einer Krankheit als Ziel der Behandlung zu setzten, nimmt man die Veränderung eines Biomarkerstatus zum Ziel, da ab diesem Punkt der Körper alleine eine Heilung erreichen kann. Ähnlich wie im genannten Fall der Konzentration von *S100-beta* im Blut, mit welcher man eine hohe Wahrscheinlichkeit auf Hautkrebs assoziiert, kann man andere Biomarker dazu nutzen, selbst als ein möglicher Behandlungserfolg herzuhalten.[196]

Auch wenn dies auf den ersten Blick wie doppelte Arbeit erscheint, hat diese Methode vor allem im Bereich komplexer Krankheiten ein großes Potential zur Verkürzung der eigentlichen Medikamentenentwicklung. Damit kann man aber auch die Medikamentenwirkung verstärkt auf eine Ursachenbekämpfung, statt auf die Symptomverringerung lenken und 'den Körper möglichst früh selbst die Arbeit machen lassen'. Solche *surrogate endpoint Medikamente* können also auch die Belastung für den Körper senken.

Damit ein Marker zu einem Ersatz-Ziel wird, müssen potentielle Kandidaten folgende Merkmale erfüllen: Involviertheit in den Prozess des Krankheitsausbruchs, Veränderungen des Markers gehen mit Änderungen des Krankheitsbildes einher, die Marker sind gut messbar, Markerlevel muss eine klare Unterscheidung zwischen krank und gesund ermöglichen und das Markerlevel sollte nicht durch fremde, von der Krankheit unabhängigen Faktoren, verändert werden. Sind diese Kriterien erfüllt, kann man den Biomarker als *surrogate endpoint* für die Arzneimittelentwicklung und deren Anwendung nutzen.[197]

3.4.c Ebene der Gesellschaft

Selbstorganisierte klinische Studien

Wenn es auf gesellschaftlicher Ebene wirklich dazu kommen sollte, dass es wie in Abschnitt 3.3.c genannt, sich neue soziale Gruppen bilden, welche sich aufgrund von genetischen oder anderen Biomarkerprofilen zusammenschließen und durch externe Plattformen verknüpft werden, so könnte dies auch auf die Art klinischer Studien Rückwirkungen haben. Ein Beispiel ist die Plattform *PatiensLikeMe*, welche patientenge-

[196] Vgl Research Advocacy Network 2010, S. 25.
[197] Vgl. Ebd., S. 26.

nerierte Daten sammelt, also Daten, die durch die Betroffenen selbst, etwa durch Befragungen erhoben werden. Weiterhin informiert man die Mitglieder über Fortschritte in der Forschung und laufende Studien.

Im Jahr 2008 passierte es dann, dass ein italienisches Forscherteam die Hypothese formulierte, dass Lithium gegen *Amyotrophe Lateralsklerose* (*ALS*) helfe und das Fortschreiten der Krankheit verlangsamt. *PatientsLikeMe* informierte seine Mitglieder darüber und mehrere hundert Betroffene begannen Lithiumpräparate zu nutzen und mithilfe der Plattform zu dokumentieren. 2011 veröffentlichte man diese Studie dann in *Nature Biotechnologie*, mit dem Fazit, dass die Hypothese nicht bestätigt werden konnte.[198] Dieses Beispiel zeigt, wie es durch die Erhebung von Biomarkern und den Datenaustausch im Rahmen von *bbkS* ermöglicht wird, dass Patienten aktiv in die Forschung eingebunden werden können. Unterstützt wird diese Entwicklung zudem durch Smartphone Apps oder ähnliche Wege moderner Kommunikation und Datensammlung.[199]

Dass mit diesen kollektiven Selbststudien natürlich auch große Gefahren einhergehen, versteht sich von selbst und sollte in einer ethischen Auseinandersetzung mit der Thematik auf keinen Fall unter den Tisch fallen.

3.5 Aussagen über einzelfallspezifische Behandlungseffekte

Schließlich bieten homogene Untersuchungsgruppen auch die Möglichkeit, Daten zu generieren, die fast Eins-zu-eins auf die Anwender eines Medikaments übertragen werden können. Wirkungen und Nebenwirkungen können dann so genau vorhergesagt werden, dass sie entweder auftreten oder nicht. Dadurch werden dann Warnungen wie 'X tritt bei einem von 100, 1000, 10000 auf' in Zukunft überflüssig und die Therapietreue steigt.

[198] Vgl. *Prainsack* 2013, S. 28.
[199] Vgl. Ebd., S. 28.

3.5.a Ebene des Probanden

Effizientere und spezifischere Medikamente und Therapien

Erst durch die Erstellung eines individuellen Profils und der Analyse von Zusammenhängen zwischen diesem Profil und der Krankheit ist es möglich, diese aufeinander abzustimmen. Wenn dies durch *bbkS* möglich wird, dies beinhaltet auch die Möglichkeit der Entwicklung neuer Wirk- und Therapieprinzipien. Weiterhin könnte man auf dieser Grundlage auch schon vorhandene Medikamente erneut untersuchen und so eventuell deren Anwenderbereich besser stratifizieren. Schließlich kann man davon ausgehen, dass mit effizienteren und nebenwirkungsärmeren Therapien eine höhere Therapietreue einher geht; dies wurde jedoch in Kapitel 3.3.b schon betrachtet.

3.5.b Ebene der Forscher

Verwendung der Erkenntnisse in anderen Bereichen wie etwa Kosmetika oder in der Lebensmittelindustrie

Schließlich lassen sich die in *bbkS* stratifizierten Subgruppen und die durch sie gewonnen Erkenntnisse auch in anderen Bereichen wie etwa der Entwicklung von Kosmetika oder in der Lebensmittelindustrie nutzen. In letzterem Bereich ist etwa die Entwicklung von *Functional Food* zu nennen, dass direkt auf bestimmte Menschen, beziehungsweise in Zukunft sogar auf deren Biomarkerprofile, zugeschnitten ist.[200]

---

[200] Vgl. TAB 2008, S. 48.

4 Praktische Probleme biomarkerbasierter klinischer Studien

Nachdem im vorigen Kapitel teilweise bahnbrechende Möglichkeiten, Potentiale und Chancen vorgestellt wurden, welche sich im Rahmen *bbkS* ergeben, soll nun das bisher Gesagte auf die tatsächlichen Möglichkeiten hin untersucht und kritisch hinterfragt werden. Dazu habe ich die einzelnen Aspekte/Schwierigkeiten analog zu der bereits vorgestellten tabellarischen Übersicht eingeordnet.

Neben der Relevanz, die dies für eine umfassende Betrachtung von *bbkS* und damit einhergehend mit einer kritischen und realistischen Bewertung dieser Technologie besitzt, kann damit aber auch erklärt werden, warum die *Personalisierte Medizin* trotz der großen Potentiale in ihrem ursprünglichen Sinne bisher kaum Eingang in die Klinik gefunden hat.[201]

Es geht in diesem Kapitel also zum einen um die Darstellung der praktischen Probleme, vor denen man im Rahmen von *bbkS* steht und zum anderen darum, was der Grund ist, warum die zunächst prognostizierten Fortschritte noch nicht umgesetzt werden konnten.

---

[201] Vgl. *Kroemer* 2013, S. 14.

Abbildung 2: Praktische Probleme biomarkerbasierter klinischer Studien[202]

	Erhebung molekularer und genetischer Daten	**Beobachtung der Status molekularer und genetischer Biomarker**	**Stratifizierung homogener Subpopulationen**	**Untersuchung des Biomarker-Krankheit Zusammenhangs (Designs)**	**Aussagen über einzelfallspezifische Behandlungseffekte**
Ebene der Probanden **Proband und Forscher**	- Praktische Probleme bei der Prävention - Probleme von SNP-Analyse und DNA-Chips	- Problem der Ersatzwege für die Verstoffwechselung		- Vorhandensein von neuen Designs	
Ebene der Forscher **Forscher und Gesellschaft**	- Fehlende Referenzgruppen - Fehlende Biobanken - Notwendigkeit einer Genetik-Weiterbildung	- Fehlendes Wissen und Verständnis der Daten - Probleme bei der Prädiktion - Probleme der Erforschung neuer Biomarker - Notwendigkeit eines Datennetzwerks - Fehlende Studien zur Gen-Umwelt-Interaktion - Validität und Zulassung von Biomarkern	- Unrentable Geschäftsmodelle für Medikamentenentwicklung	- Probleme einzelner Designs	
Ebene der Gesellschaft **Proband und Gesellschaft**	- Problematische Mechanismen im Gesundheitssystem				

[202] Autor der Grafik ist der Verfasser der Arbeit.

4.1 Erhebung molekularer und genetischer Daten

Wenn es um praktische Probleme im Bereich der Erhebung molekularer und genetischer Daten geht, so stehen vor allem die Bewertung und die Erstellung von Zusammenhängen zwischen Genotyp und der Krankheit im Zentrum. So wird entgegen der frühen Hoffnungen, zunehmend deutlich, dass der Anteil der Krankheiten, die sich tatsächlich hauptsächlich auf die genetische Konstitution zurückführen lassen, verschwindend gering ist und stattdessen das Zusammenspiel verschiedenster Faktoren und komplexer Faktorennetze verantwortlich ist. Dieser Umstand hat zum Beispiel großen Einfluss auf die Prävention.

Hinzu kommen Schwierigkeiten bei der Erhebung und Analyse der Daten anhand von DNA-Chips oder SNP-Screenings. Schließlich geht es aber auch um das Know-how von Seiten der Ärzte, die die Daten im klinischen Alltag verwenden müssen.

4.1.a Ebene des Probanden

Praktische Probleme bei der Prävention

In Abschnitt 3.1.a wurde bereits gesagt, dass im Rahmen der *Personalisierten Medizin* große Potentiale in der Prävention gesehen werden, da diese durch die Biomarkertechnologie dazu in der Lage sein soll, Krankheitsrisiken frühzeitig zu erkennen und somit eine gezielte Vorbeugung schon vor einem Krankheitsausbruch möglich macht. Diese Erkenntnisse sind aber auch für prädiktive Medizin von Bedeutung, wenn es darum geht, Krankheitsverläufe mit oder ohne Therapie vorherzusagen. Beides führt dann, laut Prognosen dazu, dass Patienten ihre Verantwortung wahrnehmen und aktiv vorbeugend tätig werden.

Diesen Potentialen stehen jedoch einige praktische Probleme gegenüber. Erstens lassen sich weniger als 5% der tatsächlichen Erkrankungsfälle bei komplexen Krankheiten auf überwiegend genetische Faktoren zurückführen.[203] Das heißt bei ca. 95% aller Betroffenen gibt es überwiegend andere Komponenten, die zu einem Ausbruch führen. Um trotzdem präventiv wirksam werden zu können, müssen demnach entweder andere nicht-genetische Marker einbezogen werden, die aber

[203] Vgl. *Hemminki, K./ Bermejo, J. L./ Försti, A.*: The balance between heritable and environmental aetiology of human disease, in: Nature Review Genetics 7 (2006), *Hemminki* 2006, S. 961.

trotzdem genug Spielraum für Vorbeugung lassen und deren Wechselwirkungen bekannt sind, oder es müssen Gen-Kombinationen – und theoretisch auch deren Wechselwirkung mit anderen Faktoren – getestet werden, was jedoch ein sehr langwieriger und aufwendiger Prozess ist.[204]

Ein weiteres Problem ist, dass bislang kaum valide Testverfahren vorhanden sind, die statt Eintritts*wahrscheinlichkeiten*, klare Voraussagen geben.[205] Es werden also im Großteil aller Fälle 'nur' Wahrscheinlichkeiten angegeben, welche aber wiederum keine Aussage über ein tatsächliches Eintreten sind; selbst bei einer 99% Chance muss es nicht passieren.[206] Hierdurch liegt sehr viel im eigenen Ermessen des Patienten, der um seine Disposition weiß. Ein gutes Beispiel ist der Fall von Angelina Jolie, welche sich zu Beginn des Jahres 2013 beide Brüste amputieren ließ, da ihre unmittelbare Familie stark von Brustkrebs betroffen und sie somit einem sehr hohen Erkrankungsrisiko ausgesetzt war. Trotz dieser hohen Wahrscheinlichkeit ist es jedoch keine Tatsache, dass der Brustkrebs bei ihr ausgebrochen wäre, sondern nur eine mögliche Entwicklung.[207] Problematisch ist aber nicht „nur" die Tatsache, dass wir derzeit nur Wahrscheinlichkeiten angeben können, sondern auch die Frage, auf welches Risiko wir reagieren und ab wann wir präventiv zu wirken beginnen; was als Gefahr gilt.[208]

Hinzukommt, dass es allein anhand der genetischen Daten nicht möglich ist, zuverlässige Aussagen über Krankheitswahrscheinlichkeiten zu fällen. So kann zum Beispiel jemand, der aufgrund des Genotyps ein erhöhtes Herzinfarktrisiko hat, unter Einbeziehung weiterer Marker ein geringeres Risiko als der Durchschnittspatient haben.[209]

Weiterhin müssen die entdeckten Korrelationen nicht notwendig auch kausal bedingt sein. Es kann durchaus vorkommen, dass andere Gründe übersehen werden und dies in späteren Tests zu *unwissenden*,

---

[204]Vgl. TAB 2008, S. 133 und 235 f.

[205]Vgl. Ebd., S. 30 f.

[206]Vgl. *Prainsack* 2013, S. 26.

[207]Mir liegt fern Frau *Jolies* Entscheidung in irgendeiner Weise infrage zu stellen oder zu bewerten, dieses Beispiel kann die faktisch vorhandene Problematik zwischen Wahrscheinlichkeit und Tatsache allerdings sehr gut illustrieren.

[208]Vgl. *Raspe, H.*: *Personalisierte Medizin – Ende der Solidarität?*, in: Deutscher Ethikrat (Hrsg.): Personalisierte Medizin – der Patient als Nutznießer oder Opfer?, Tagungsdokumentation der Jahrestagung des Deutschen Ethikrates 2012, Deutscher Ethikrat 2013, *Raspe* 2013, S. 62.

[209]Vgl. *Prainsack* 2013, S. 26.

als auch *fälschlich Kranken* führt, welchen dann möglicherweise eine falsche beziehungsweise gar keine Behandlung zuteil wird.[210]

Ebenso muss beachtet werden, dass es derzeit noch keine Ergebnisse darüber gibt, ob Patienten, die um ihre Dispositionen wissen, auch wirklich präventiv wirksam werden oder nicht.[211] So schreibt *Hüsling* in dem bereits erwähnten Bericht des TAB von 2008:

> *Zudem sollte aus dem möglichen Einbezug von genetischen Faktoren in die Identifizierung von Risikopersonen für Präventionsmaßnahmen nicht ohne weiteres abgeleitet werden, dass sich hieran unbedingt eine Verhaltensprävention in der Verantwortung des einzelnen Individuums anschließen müsste. Vielmehr sollte sich die Konzeption der sich anschließenden Intervention nach den jeweiligen Anteilen der unterschiedlichen Risikofaktoren und Wirkungsmechanismen richten, die das Auftreten der Krankheit erklären, und auch den Grad ihrer Beeinflussbarkeit durch das Individuum berücksichtigen.*[212]

Zudem stellt sich die Frage, inwieweit die für die Identifikation und die Prävention aufgewendeten Ressourcen tatsächlich geringer sind als die einer Behandlung, beziehungsweise welchen Einfluss die Nutzung von *bbkS* auf den Preis von Medikamenten hat.[213] Denn es fehlt erstens an eindeutigen Tests für Krankheitsdispositionen, da verschiedene Tests unterschiedliche Ergebnisse für die gleiche Krankheit geben können und zweitens ist der klinische Nutzen der Tests zurzeit noch sehr gering.[214]

Schließlich macht es die Komplexität von Krankheit und Genomvarianz schwierig, Zusammenhänge zwischen präventiver Maßnahme und einer Änderung herzustellen.[215] Schafft man es dennoch, können die identifizierten Stoffe entweder so spezifisch sein, dass es schwer ist, vorbeugend zu wirken, oder sie zeitigen neben den positiven auch negative Wirkungen.[216] Beispiele für letzteres sind zum einen das Medikament *Lipobay*, das zur Senkung des Cholesterinspiegels genutzt wird, aber gleichzeitig das Risiko für *Rhabdomyolyse* (die Auflösung quergestreifter

[210] Vgl. TAB 2008, S. 231.
[211] Vgl. Ebd., S. 30 f. und 260 f. und vgl. *Kollek* 2008, S. 88 und 109 ff.
[212] Zit. TAB 2008, S. 30 f.
[213] Vgl. *Zänker* 2006, S. 19 und *Müller* 2013, S. 48.
[214] Vgl. TAB 2008, S. 235.
[215] Vgl. Ebd., S. 238.
[216] Vgl. Ebd., S. 239.

Muskulatur, die zum Beispiel am Herzen und Zwerchfell zu finden ist) erhöht. Oder, *ACE* (*Angiotensin Converting Enzyme*), welches zwar das Schlaganfallrisiko erhöht, aber die Wahrscheinlichkeit für Alzheimer senkt.[217]

Zu guter Letzt ist es schwer, den gesundheitsfördernden Nutzen präventiver Anwendung zu messen, da hierzu Langzeitbeobachtungen mit epidemiologischen Kohortenstudien notwendig wären, welche Vergleichs- beziehungsweise Normalgruppen benötigen.[218] Auf diese Problematik wird aber in 4.1.b noch näher eingegangen.

Probleme von SNP-Analyse und DNA-Chips

Auch SNP-Analyse und DNA-Chips weisen Defizite auf, welche die tatsächlichen Potentiale schmälern. So ist die alleinige Nutzung von SNPs nicht ausreichend, um alle Krankheitsphänomene betrachten zu können. Es muss vielmehr eine Verbindung mit CNV-Analysen, epigenetischen Veränderungen und Schutzgen-Untersuchungen geschaffen werden, um allen Aspekten gerecht zu werden.[219] Generell sind diese Untersuchungen von Genvariationen auf Zusammenhänge mit der Wirkung von Medikamenten aber äußerst komplex und deshalb oft sehr langwierig und teuer.[220]

Bei DNA-Chips besteht das Problem etwa darin, dass sie nur bereits bekannte DNA-Sequenzen, beziehungsweise solche Proben identifizieren können, deren 'Köder' auf einem Array aufgebracht sind.[221] Sie können also keine unbekannten Sequenzen erfassen.

Schließlich sind DNA-basierte Diagnosen und/oder Therapien in ihrer klinischen Nutzung und ihrem klinischen Nutzen noch eher gering, da die Erforschung komplexer Krankheiten noch viele Wissenslücken aufweist, ohne die eine erfolgreiche und zeitnahe Beforschung nicht möglich ist.[222]

---

[217] Vgl. *Brand* 2011, S. 39 und vgl. TAB 2008, S. 239.

[218] Vgl. *Paul* 2010, S. 195.

[219] Vgl. TAB 2008, S. 109.

[220] Vgl. *Wink* 2011, S. 514.

[221] Vgl. TAB 2008, S. 82.

[222] Vgl. *Sotiriou, C./ Piccart, M.J.:* Taking gene-expression profiling to the clinic: when will molecular signatures become relevant to patient care?, in: Nature Reviews Cancer 7(7) (2007), S. 551 f.

4.1.b Ebene der Forscher

Fehlende Referenzgruppen

Laut *Heyo Klaus Kroemer*, einem deutschen Pharmazeut und Pharmakologen, ist der Aspekt der Referenz einer der meist unterschätzten und missachteten Punkte im Rahmen der *Personalisierten Medizin.* Anders als etwa bei Blutproben ist es im Kontext von genetischen Informationen sehr schwer, eine Referenzgruppe zu finden, das heißt eine Population, welche als *normal* gilt.[223] Dazu benötigt man „Biobanken, eine sehr gute Analytik und Diagnostik sowie eine sehr gute Bio- und Medizininformatik.“[224] Aber nicht nur im Bereich genetischer Daten fehlen diese Referenzen. *Kroemer* nennt auch den Bereich der bildgebenden Verfahren, wie etwa die Ganzkörper-Magnetresonanztomografie, in dem bisher kaum eine Definition des Normalzustandes vorhanden war.[225] Erst Studien wie die *Study of Health in Pomerania*, die er selbst betreut, machen hier langsam Fortschritte und ermöglichen so auch eine Nutzung der Potentiale der *Personalisierten Medizin* und damit *bbkS.*

Fehlende Biobanken

Wie *Kroemer* sagt, brauchen wir auch Biobanken. Ich habe in 3.1.b bereits die Möglichkeiten erwähnt, die *bbkS* zur Erstellung einer solchen mitbringen und welche diese wiederum für *bbkS* generieren. Das Fehlen solcher Biobanken stellt deshalb eine große Schwierigkeit für die effektive Nutzung *bbkS* dar. So geht mit großen Probenmengen auch eine weitaus größere Möglichkeit einher, Vergleichs- oder oben genannte Referenzdaten zu finden, die man für die Beobachtung eines Biomarkerstatus benötigt.[226]

Ein Beispiel für die Umsetzung ist das bereits vorgestellte *genotype-driven recruitment*, was es ermöglicht, gezielt nach diesen Gruppen zu suchen, wenn eine Kartei genetischer Typen vorhanden ist. Große Probenmengen ermöglichen aber auch das Untersuchen von mehr Markerkombinationen, denn erst die Erforschung von verschiedensten Kombinationen von genetischen und anderen Markern macht es möglich, Kausalbeziehungen zu erkennen. Anschließend ist es dann auch möglich, passende Therapien für diese zu entwickeln.

[223]Vgl. *Kroemer* 2013, S. 14.
[224]Zit. Ebd., S. 14.
[225]Vgl. Ebd., S. 16.
[226]Vgl. Ebd., S. 17.

Weiterbildung der Ärzte und Forscher

Mit der Möglichkeit, umfassende genetische und molekulare Daten zu erfassen geht auf der anderen Seite natürlich auch die Notwendigkeit einher, Ärzte und Forscher auszubilden, die diese Daten deuten können.[227] Ohne jene wird die valide Auswertung der Ergebnisse zum Problem. Hinzu kommt, dass dafür, neben den Kenntnissen in der Humangenetik, zumeist auch bessere und tiefere IT-Kenntnisse notwendig sind, um die erhobenen Daten zu analysieren und zu verwerten. Der schon mehrfach genannte *Kroemer* beschreibt so zum Beispiel die Situation in deutschen Krankenhäusern als katastrophal, sodass riesige Mengen erhobener Daten im System verstauben. Neue IT-Systeme, welche Biobanken, Daten und ärztliche Informationen verknüpfen, aber auch von den Ärzten bedient werden und genutzt werden können, würden hier helfen.[228]

Schließlich bedarf es neuer Ausstattung, welche den Möglichkeiten gerecht wird und sie auch nutzbar macht. Es stellt sich auf praktischer Ebene somit die Frage, wie dies geleistet wird und wer diese zusätzliche Last zu tragen hat. Muss jeder Arzt eine solche Weiterbildung absolvieren oder wird es Fachärzte geben? Müssen stärkere Kooperationen zu den Fachärzten initiiert werden und Datenaustauschwege geschaffen werden, die eine angemessene Verbindung von Fach- und Allgemeinarzt ermöglichen?[229]

4.1.c Ebene der Gesellschaft

Problematische Mechanismen im Gesundheitssystem

Neben all diesen Problemen auf Seiten der Forschung, stehen der Entfaltung des Potentials *bbkS* aber auch gesellschaftliche, speziell des Gesundheitssytems, gegenüber. Ein Beispiel ist, dass im heutigen Vergütungssystem Krankenhäuser Geld für die Behandlung von Patienten bekommen. Macht man also nun bei einem Patienten eine Diagnostik, welche herausfinden könnte, dass dieser nicht auf die Standartbehandlung seiner Krankheit anspricht, so müsste man diese, zum Wohle des Patienten unterlassen und zum Beispiel an das nächste Fachkrankenhaus überweisen. Daraus entsteht dem Krankhaus aber ein Verlust, was

[227] Vgl. *Pfundner* 2013, S. 76.
[228] Vgl. *Kroemer* 2013, S. 18.
[229] Vgl. TAB 2008, S. 219 und vgl. *Marquard* 2012, S. 136 f.

dazu führt, dass eher die Diagnose unterlassen wird, als die unnötige Behandlung.[230]

Ein weiteres Problem könnte sich aus den *orphan populations* entwickeln. *Hardy Müller*, ein deutscher Gesundheitswissenschaftler und Anthropologe, bringt dies wie folgt auf den Punkt:

> *Durch InMed [individualisierte/personalisierte Medizin] wird damit jede Erkrankung zur ‚seltenen Erkrankung', jedes Medikament wird zum ‚orphan drug'. Die Resultate der Orphanisierung können nicht weiter mit den bisherigen Begründungslogiken des Gesundheitssystems beherrscht werden.*[231]

Dies wird seiner Ansicht nach vor allem für die Budgetpolitik der Krankenversicherung relevant, da es dadurch viele verschiedene und nur schwer vergleichbare Kostenblöcke – aufgrund vieler verschiedener Therapien – gibt, die die Verantwortlichen zu überblicken haben. Schließlich sollen alle Subpopulationen angemessen versorgt werden.[232]

4.2 Beobachtung der Status molekularer und genetischer Biomarker

Auch die Beobachtung der neuen Marker wirft Probleme auf. So ist ja neben der eigentlichen Arzneimittelstudie auch die Überprüfung und Validierung der genutzten Biomarker nötig. Diese darf der eigentlichen Medikamentenstudie aber in nichts nachstehen, da diese Marker ja als Kriterium für die Medikamentenwirksamkeit und die Nebenwirkungen genutzt werden.

Des Weiteren muss im Anschluss an die Weiterbildung von Ärzten, die Schaffung eines Datennetzwerks generell angesprochen werden. Erst durch dieses werden die gezielte Forschung und damit vielleicht auch die Vereinfachung der Markervalidierung ermöglicht.

---

[230] Vgl. *Kroemer* 2013, S. 19 f.
[231] Zit. *Müller* 2013, S. 50.
[232] Vgl. Ebd., S. 51.

4.2.a Ebene des Probanden

Ausweichstoffwechsel

Im Kontext von Erkenntnissen über die Verstoffwechselung von Wirkstoffen stellen Ausweichstoffwechselwege ein großes Problem dar. So ist dies zwar rein biologisch, für uns als Nutznießer gut, aber ein Wissenszuwachs durch Forschung wird dadurch erschwert, dass der Körper andere Wege findet, um bestimmte Produkte oder Stoffe zu nutzen. Ein Beispiel für ein Ausweichverhalten ist die Krankheit Diabetes, bei welcher der Körper zunächst versucht, über andere Wege Insulin herzustellen, diese aber auf Dauer nicht ausreichen.[233]

4.2.b Ebene der Forscher

Fehlendes Wissen und Verständnis der Daten

Der bereits erwähnte Pharmazeut und Pharmakologe *Kroemer* spricht noch einen weiteren Aspekt an und zwar, dass uns heute noch sehr oft das Wissen fehlt, um die gewonnen Daten richtig einzuordnen. So nennt er als Beispiel eine Studie, bei der man 200.000 Menschen mit DNA-Chips auf Bluthochdruck untersucht hat. Diese Studie war sehr teuer und wurde in der Vergangenheit sehr intensiv und kritisch betrachtet, da sie zumeist 'kaum' Wissenszuwachs bringen. So konnte man am Ende dieser Studie auch 'nur' 2-3% Prozent der Variabilität der Bluthochdruckarten erklären.[234]

Demgegenüber fehlt aber auch auf der Seite der Probanden und Patienten das Wissen, mit den Erkenntnissen angemessen umzugehen. Ein Beispiel ist die oben genannte Problematik der Wahrscheinlichkeiten und Tatsachen, die für die meisten Menschen nur schwer zu begreifen ist.[235] Dieser Aspekt ist stark mit der ethischen Frage der Aufklärung verknüpft.

[233] Vgl. IQWIG (Institut für Qualität und Wirtschaftlichkeit im Gesundheitswesen) (Hrsg.): Insulintherapie, letzte Aktualisierung September 2011, URL: `http://www.gesundheitsinformation.de/insulintherapie.264.de.html?bab[subpage_id]=0-0-2`, Stand 29.07.2013.

[234] Vgl. *Kroemer* 2013, S. 16.

[235] Vgl. *Prainsack* 2013, S. 26.

Probleme bei der Prädiktion

Obwohl die Prädiktionsmedizin bei vielen Krankheiten durch die Biomarkertechnologie einen Wissenszuwachs erhalten wird, stellen komplexe Krankheiten auch für diesen Bereich eine Einschränkung dar. So ist es nach bisherigen Erkenntnissen höchst unwahrscheinlich, dass einzelne Gene einen ernsthaften klinischen Wert besitzen, wenn es um Vorhersagen über den Verlauf einer Krankheit geht. Hier müssten vielmehr Kombinationen verschiedener Gene und Genvarianten durchgespielt werden. Dies ist aber deshalb schwer, da solche höchst spezifischen Probandengruppen äußerst klein und sehr schwer zu stratifizieren sind.[236]

Probleme bei der Erforschung neuer Biomarker

Obwohl die Zahl der Publikationen über das Feld der Biomarker in den letzten zehn Jahren gigantisch angewachsen ist und die Menge der Neuentdeckungen in die Hundertausende geht, befindet sich nur ein kleiner Teil dieser tatsächlich in der klinischen Anwendung.[237] Dies liegt zum einen an der Schwierigkeit, überhaupt Zusammenhänge zwischen Biomarkern und komplexen Krankheiten zu identifizieren; dies hat mit Dauer und den Kosten dieser zu tun.[238] Zum andern ist es aber auch sehr unwahrscheinlich, dass Biomarker den erhofften Idealzustand, dass 0% gesunde – 100% kranke Menschen stratifiziert werden, wirklich erreichen können. Denn selbst wenn es sich hierbei um einen Idealzustand handelt und nicht gleich 99% erreicht werden müssen, so sollte ein 'neuer' Biomarker doch die bisherigen 'überbieten', was nur in den seltensten Fällen einfach ist.[239] Gerade die Erforschung von Markern aus dem Bereich der OMICS ist technologisch sehr anspruchsvoll und noch relativ jung, weshalb hier erst sehr wenige Ergebnisse vorliegen.[240]

Eine Möglichkeit diesem Mangel neuer Marker entgegenzuwirken wurde 2011 von *23andME* einer Online-Gentestfirma in der Fachzeitschrift *PLoS ONE* veröffentlicht. Die Firma berichtet darin, wie sie Klienten, welche bei ihnen einen Gentest machen ließen, anschließend

---

[236]Vgl. *Frayling, T. M.*: Genome-wide association studies provide new insights into type 2 diabetes aetiology, in: Nature Reviews Genetics 8 (2007), *Frayling* 2007, S. 661 f.

[237]Vgl. *Srivastava, S.*: Molecular screening of cancer: the future is here, in: Moleculardiagnosis & therapy 10(4) (2006), S. 223.

[238]Vgl. Research Advocacy Network 2010, S. 49.

[239]Vgl. Ebd., S. 5.

[240]Vgl. TAB 2008, S. 110.

weiterhin zu deren Medikamentenkonsum, Lebensweise, Familienkrankheiten und anderen Themen befragten. Mit diesen Daten schafften sie es dann, bisher nur durch genombasierte Studien festgestellten Daten, anhand dieser Phänotypischen zu replizieren und zu validieren.[241] Es ist also möglich, statt ausschließlich auf genombasierte Studien zurückzugreifen, auch patientengenerierte Daten einzubeziehen und dadurch Fortschritte im Wissen um Biomarker zu machen. Ein Beispiel für eine Datenbank nach diesem Vorbild ist *PatiensLikeMe*[242]; sie eröffnet Mitgliedern außerdem die gezielte Suche nach Studien zu ihrer Krankheit.

Weiterhin lässt sich teilweise ein übermäßiger Forscherdrang feststellen, welcher dahin geht, dass immer mehr Marker identifiziert werden sollen, aber bereits bekannte und bewiesener Maßen funktionierende, in den Hintergrund gedrängt werden. Ein Beispiel ist die Krankheit *Diabetes mellitus*. Bei dieser werden seit langem Alter, BMI, Bauchumfang, Körpergewicht, Aktivitätsprofil und Ernährungsverhalten von Risikopersonen ermittelt, um die Krankheit sehr sicher festzustellen. Obwohl diese Marker zuverlässig sind und ihr Potential noch nicht ausgeschöpft ist, forscht man stattdessen an im Blutserum messbaren Stoffen, wie etwa *HDL-Cholester*in, *CRP*- oder HbA_{1c}-Spiegel.[243] Hier besteht die Gefahr, dass die Forschung sich nicht an der Notwendigkeit, sondern an der Möglichkeit orientiert und so Potential für den eigenen, aber auch für andere Bereiche verschenkt.[244]

Demgegenüber gibt es aber auch die genau gegenteilige Problematik, bei der, sei es aufgrund fehlender Datensätze oder fehlender Forschungsinteressen, bisher scheinbar identifizierte Marker genutzt werden, ohne sie zu hinterfragen. Eine mögliche Folge ist das Vertauschen von Korrelation und Kausalität und damit falsche Ergebnisse. Ein Beispiel ist *Hypertonie* (Bluthochdruck), welcher bisher als durch Rauchen, falsche Ernährung oder Bewegungsmangel verursacht, galt. Nun hat man jedoch herausgefunden, dass die genannten Aspekte erst dann relevant werden, wenn ein bestimmter SNP vorhanden ist und ein Laborwert (der offiziell noch nicht näher konkretisiert wurde) festgestellt wird.[245]

---

[241] Vgl. *Prainsack* 2013, S. 27.
[242] Vgl. Ebd., S. 27.
[243] Vgl. TAB 2008, S. 142 f.
[244] Vgl. Ebd., S. 172 und 237.
[245] Vgl. *Kroemer* 2013, S. 19.

Notwendigkeit eines Datennetzwerks

Neben all diesen biologischen Problemstellungen stellt aber auch die Frage der Datenverwaltung und des Datenaustauschs eine große Aufgabe dar. So muss für diese große Menge an Daten zum einen eine neue, sehr leistungsfähige Software zur Erhebung und Verwertung entwickelt werden; man denke hier nur an die Unmengen an Daten, die durch DNA-Chips erhoben werden können.[246] Des Weiteren müssen aber auch Robotiksysteme, also Hardware gebaut werden, welche Proben automatisch analysieren können.[247] Daneben müssen die diversen Erkenntnisse der Biomarkertechnologie und *bbkS* verwaltet werden und als Werkzeuge für andere Forscher zur Verfügung stehen.[248]

Ein Ansatz, dies zu ermöglichen ist, zum Beispiel das *GEN2PHEn-Projekt* der EU, welches 2008 gegründet wurde, um „Datenbanken und Werkzeuge zu entwickeln und zu implementieren, die genetische und genomische Informationen mit phänotypischen Daten integrieren.“[249] Andere Beispiele sind *Orpha.net*, *gentests.org*, *hugenavigator.net*, oder die als Nebenprodukt des *Human Genom Project* entstandene *Pharmocogenetics and Pharmacogenomics Knowledge Base* (*PharmGKB*), in welcher alle Gene und Mutationen verzeichnet sind, die die Arzneimittelwirkung beeinflussen.[250]

Ein weiteres Problem der Datenbanken stellt die Geheimhaltung dar, der sehr viele Studien und die in ihnen erhobenen Daten, unterliegen.[251] Hinzu kommt, dass auch das Probenmaterial oft nicht mehr zur Verfügung steht, da es nach Ende der Studie vernichtet werden muss; letzteres ist vor allem für deutsche Studienkollektive ein Problem.[252]

Schließlich stellt sich aufgrund der großen Menge an Daten auf der einen Seite und begrenzter Ressourcen auf der anderen, die Frage, welche Daten erhoben und ausgewertet werden und welche nicht. Dies ist besonders da schwer zu entscheiden, wo der Nutzen nicht offen ersichtlich ist. Ein Beispiel sind Wohnortsdaten, welche Rückschlüsse auf eventuelle Schadstoffbelastungen geben könnten und damit den Ausbruch einer Krankheit erklären könnten, der sonst vielleicht fälschlich

[246] Vgl. *Wink* 2011, S. 226 f. und Kapitel 2.3.a.ii.
[247] Vgl. *Kroemer* 2013, S. 17.
[248] Vgl. TAB 2008, S. 111.
[249] Zit. Ebd., S. 111.
[250] Vgl. *Clark* 2009, S. 246 und vgl. TAB 2008, S. 209.
[251] Vgl. TAB 2008, S. 209.
[252] Vgl. *Seufferlein* 2010, S. 4.

auf eine andere Größe zurückgeführt wird.[253] Das Problem ist, dass die Entscheidung darüber, was relevant sein könnte und was nicht, so unüberschaubar ist, dass man sich schnell verrennen kann. Auch hierbei kann ein Datennetzwerk helfen, welches in der Lage ist, alle Daten teilweise automatisch zu verknüpfen beziehungsweise interessante Korrelationen hervorzuheben und so zu verhindern, dass scheinbar Unwichtiges vergessen wird.

Fehlende Studien zur Gen-Umwelt-Interaktion

Neben dem Wissen, dass genetische Faktoren nur in sehr wenigen Fällen die entscheidende Größe sind, ist man auch zunehmend der Ansicht, dass auch nicht Umweltfaktoren alleine, den Ausschlag geben. Vielmehr geht man von einer starken Gen-Umwelt-Interaktion aus, welche der wichtigste Faktor für den Krankheitsausbruch ist. Allerdings fehlen hier die Studien, um dies zu validieren.[254] Wären diese vorhanden, so könnten sich auch in der Prävention neue Möglichkeiten ergeben, etwa dadurch, dass man das Wissen über genetisch bedingte Anfälligkeiten nutzt, um gezielt Umweltfaktoren zu reduzieren.[255]

Zusätzlich zu den Umweltfaktoren, die kaum untersucht wurden, kommen aber auch noch soziale Faktoren, deren Anteil an einem Krankheitsausbruch noch fast gar nicht erforscht ist.[256] So gibt es nach *Joachim Bauer*, einem deutschen Molekularbiologen, Neurobiologen und Arzt, zwar wissenschaftliche Gründe für die Annahme, dass die seelische Verfassung Einfluss auf die Genaktivierung und damit auf den Krankheitsausbruch hat, aber es fehlen auch hier Studien darüber, wie und in welchem Maße dies passiert.[257] Hinzukommt, dass dabei nicht klar ist, wie und was gemessen werden muss.[258]

Validität und Zulassung von Biomarkern

Eines der grundlegenden Probleme, das allen Möglichkeiten der Biomarkertechnologie und *bbkS* gegenübersteht, ist, dass es auch zur Identifizierung molekulargenetischer Biomarker komplexer und langwieriger

[253]Vgl. *Prainsack* 2013, S. 25.
[254]Vgl. *Hemminki* 2006, S. 961.
[255]Vgl. TAB 2008, S. 237.
[256]Vgl. *Schulte* 1995, S. 73.
[257]Vgl. *Bauer, J.*: Das Gedächtnis des Körpers – Wie Beziehungen und Lebensstile unsere Gene steuern, München 2010 (erste Auflage Frankfurt am Main 2002), S. 8 ff.
[258]Vgl. *Müller* 2013, S. 46.

Testverfahren bedarf. So muss man die genutzten Marker zunächst einmal validieren. Zwar ist dafür keine Zulassung von 10-15 Jahren wie bei einem Medikament nötig, aber es müssen bestimmte Kriterien erfüllt sein, um eine Forschung mit diesem Marker als sicher und verlässlich zu gewährleisten und dazu sind oft nur Niedrigdurchsatzverfahren im Stande.[259] Dies bedeutet, dass auch die Validierung eines Biomarkers zwischen drei und fünf Jahren dauert.[260] Demgegenüber dürfen die Folgen nicht-valider Verfahren aber auch nicht unterschätzt werden. So kann dies zu falschen Studienergebnissen und damit zu falschen Medikamenten führen, oder es besteht die Gefahr von falsch Testnegativen, beziehungsweise falsch Testpositiven Probanden.[261]

Um dies zu vermeiden, überprüft man Biomarker vor der Zulassung auf folgende Kriterien. Erstens die *analytische Validität*, welche angibt, ob das Testverfahren geeignet ist, die gewünschte Messgröße verlässlich zu bestimmen. Zweitens die *klinische Validität*, die zeigt, ob der Test geeignet ist, den gewünschten Phänotyp zu identifizieren und vorherzusagen.[262] Zusätzlich dazu betrachtet man drittens den *klinischen Nutzen*.[263]

In diesem zusätzlichen Schritt steckt aber eine weitere Gefahr. So ist nämlich die klinische Relevanz biomarkerbasierter Studien viel fragiler als bei Konventionellen, weil die Studienergebnisse immer in Relation zur derzeitigen Standardtherapie ermittelt werden und somit durch jede zwischenzeitliche Veränderung dieser auch die Brauchbarkeit der Ergebnisse abnimmt.[264] *Hüsling* schreibt über diesen Sachverhalt aus dem Blickwinkel der Präventionsmedizin:

> *Schon jetzt stößt die Entwicklung von zielgruppenspezifischen Präventionsprogrammen immer wieder an ihre Grenzen, wenn neue Einflussfaktoren der Wirksamkeit solcher Programme identifiziert werden, die nur für Teilgruppen relevant sind. Wie im therapeutischen Bereich erhöht die Aufsplitterung in kleinere Zielgruppen den Entwicklungsaufwand und erschwert die Evaluation der Programme aufgrund kleiner Fallzahlen. Für tatsächlich individuelle Prä-*

[259] Vgl. TAB 2008, S. 111.
[260] Vgl. Ebd., S. 265.
[261] Vgl. Ebd., S. 190 ff.
[262] Vgl. Research Advocacy Network 2010, S. 32 und 51.
[263] Vgl. TAB 2008, S. 194.
[264] Vgl. *Winnicki* 2010, S. 29.

> *ventionsmaßnahmen wären Kontrollgruppenvergleiche zur Bestimmung der Wirksamkeit vollkommen unmöglich.*[265]

Eine Möglichkeit, wie man diesen Problemen entgegenzutreten versucht, sind adaptive Designs, mit denen es möglich sein soll, klinische Tests schon während der Studie zu verändern und gegebenenfalls anzupassen.[266]

Eine andere Möglichkeit beschreibt *Gabriella V. Cohen Freue*, eine Mathematikerin und Statistikerin der University of British Columbia. So strebt sie eine „End-to-End computational proteomic pipeline for biomarker studies"[267] an, mit der es möglich sein soll, angemessene Studiendesigns und statistische Mittel zu finden, anhand derer man eine Reihe potentieller Marker identifizieren kann. Anschließend soll die Pipeline dann die Möglichkeit bieten, die gefundenen Kandidaten an eine Überprüfungsplattform weiterzugeben, von der aus Entwicklung und Validierung gesteuert und ermöglicht wird.[268]

Als drittes bietet sich schließlich die Möglichkeit, dass sich Pharma- und Diagnostikindustrie gemeinsam verpflichten, validierte Testverfahren und Marker zu entwickeln und so die Zulassungs- und Erstattungsvoraussetzungen medizinisch indizierter Testung wirtschaftlich angepasst wird.[269]

4.3 Stratifizierung homogener Subpopulationen

Wenn es um die Stratifizierung weitaus homogenerer Subpopulationen als in konventionellen klinischen Studien geht, dann kommt vor allem die Frage nach der Lukrativität und den ökonomischen Problemen auf, welche darin verborgen liegen. Schließlich sind homogene Gruppen in Anbetracht der unglaublichen Varianz und Vielzahl der möglichen Untersuchungsebenen gigantisch, die Probandengruppen letztendlich aber sehr klein, vielleicht sogar individuell.

---

[265] Zit. TAB 2008, S. 133 f.

[266] Vgl. Ebd., S. 265.

[267] Zit. *Cohen Freue, G. V. et al.*: Computational Biomarker Pipeline from Discovery to Clinical Implementation: Plasma Proteomic Biomarkers for Cardiac Transplantation, in: PLoS Computational Biology, 9(4) (2013), *Cohen Freue* 2013, S. 2.

[268] Vgl. Ebd., S. 2.

[269] Vgl. *Pfundner* 2013, S. 76.

4.3.a Ebene der Forscher

Unrentable Geschäftsmodelle für die Medikamentenentwicklung

Auch wenn ich im vorangegangenen Kapitel bereits einige Möglichkeiten vorgestellt habe, der Unrentabilität von Medikamenten für kleine Populationen zu begegnen, so soll doch das Problem hier noch einmal verdeutlicht werden. Die Entwicklung einer Therapie für eine Kleinstpopulation ist aufgrund der Dauer und der Kosten der Medikamentenentwicklung ökonomisch sehr schwierig.[270] Schließlich muss heute ein *Blockbuster*-Medikament ca. 500 Millionen Jahresumsatz machen, um die Entwicklungskosten einzufahren; bei *Nichebustern* ist dies sehr schwer, aber Ausnahmen wie *Herceptin*, bestätigen die Regel.[271]

Ein weiteres Problem ist, dass gerade der Ansatz von Diagnose-Wirkstoff-Kombinationen schwer umzusetzen ist, da zur Entwicklung klinisch nutzbarer Diagnoseverfahren eine Kompetenz und Wissen notwendig ist, welches bei Pharmaunternehmen zumeist nicht vorhanden ist. Die Erforschung solcher Pakete ist also nur auf Grundlage von Zusammenschlüssen, Kooperationen, Expansionen oder Weiterbildungen großer Pharmaunternehmen möglich.[272] Hinzukommt, dass durch die zunehmende Homogenisierung der Subgruppen auch die Anzahl der unterschiedlichen Patientengruppen steigt, welche man adäquat versorgen will. Würden dann noch einige der Personen, die positiv diagnostiziert wurden, die anschließende Therapie ablehnen, entwickelt sich ein ernsthaftes Problem für das Gesundheitssystem.[273]

Daneben gibt es rechtliche Schwierigkeiten bei der Marktzulassung, denn man muss sich vor Augen halten, dass die Pharmaindustrie, die am stärksten regulierte Industriebranche überhaupt ist.[274] So gibt es zum einen auf globaler Ebene die *ICH* (*International Conference on Harmonization of Technical Requirements for Registration of Pharmaceuticals for Human Use*), welche die kontinentalen Organisationen wie *EMA* (*European Medicines Agency*), *FDA* (*Food and Drug Administration*) und die *MHLW* (englische Abkürzung für das japanische *Ministry of Health, Labour and Welfare*) zur Reglementierung der Pharmaindustrie zu harmonisieren versucht.[275] Zum andern gibt es die staatlichen

[270] Vgl. TAB 2008, S. 131.
[271] Vgl. Ebd., S. 263 f.
[272] Vgl. Ebd., S. 23 f.
[273] Vgl. *Frank* 2013, S. 16.
[274] Vgl. *Wink* 2011, S. 531.
[275] Vgl. Ebd., S. 531 ff.

Auflagen, an denen sich die Unternehmen orientieren müssen. Als Beispiel seien hier die Reglements für Entwicklung und Zulassung eines Medikaments in Deutschland genannt.

Auf Ebene der Datenerhebung muss etwa die In-vitro-Diagnostika-Richtlinie (*98/79/EC*) eingehalten werden.[276] Eine Ebene höher, in der Studie, gilt die GCP-Verordnung (*Good Clinical Practice*)[277], welche die Genehmigung und Durchführung klinischer Studien am Menschen regelt. Auf der Ebene der Medikamentenentwicklung gibt es schließlich den § 26 des Arzneimittelgesetzes[278], welcher die Prüfrichtlinien festlegt, die EU-Richtlinie *2001/83/EG*[279], das Medizinproduktegesetz (*MPG*)[280] und die Konzepte zur internationalen Risikoklassifizierung (*Global Harmonisation Task Force*), welche die technische Leistungsfähigkeit von pharmazeutischen Produkten gewährleisten sollen.[281]

Neben den Auswirkungen auf die Entwicklung von Medikamenten stößt die Pharmaindustrie aber auch im Bereich des Vertriebs an Grenzen. So werden alles in allem, mit oder ohne neue Entwicklungswege, sehr wahrscheinlich die Kosten für den einzelnen Patienten steigen.[282]

Schließlich täuscht die Machbarkeit der neuen Methoden manches Mal darüber weg, dass die heutige Durchschnittsbehandlung auch bei den schlechter ansprechenden Patienten oft ausreicht.[283]

4.4 Untersuchung des Biomarker-Krankheit Zusammenhangs

In diesem Bereich liegen die Probleme vor allem im Fehlen, oder der Unerforschtheit neuer Designs mit denen die Untersuchung von Biomar-

[276] Vgl. Richtlinie 98/79/EG des Europäischen Parlaments und des Rates vom 27. Oktober 1998 über In-vitro-Diagnostika (98/79/EG), 1998, 11.01.2012.

[277] Vgl. Verordnung über die Anwendung der Guten klinischen Praxis bei der Durchführung von klinischen Prüfungen mit Arzneimitteln zur Anwendung am Menschen (GCP), 2004, 26.12.2012.

[278] Vgl. Arzneimittelgesetz (AMG), 1978, 19.10.2012.

[279] Vgl. Richtlinie 2001/83/EG des Europäischen Parlaments und des Rates vom 6. November 2001 zur Schaffung eines Gemeinschaftskodexes für Humanarzneimittel (2001/83/EG), 2001, 16.11.2012.

[280] Vgl. Gesetz über Medizinprodukte (MPG), 1995, 26.10.2012.

[281] Vgl. TAB 2008, S. 29 und 212.

[282] Vgl. *Frank* 2013, S. 17 und vgl. *Pfundner* 2013, S. 75.

[283] Vgl. TAB 2008, S. 264.

ker und Krankheiten möglich ist. Ohne dieses methodische Werkzeug können auch die Studien selbst nicht adäquat durchgeführt werden.

4.4.a Ebene der Probanden

Vorhandensein neuer Designs

Auch im Bereich der Studiendesigns gibt es noch praktische Probleme, welche eine ungehinderte Forschung erschweren. So hängen viele der Möglichkeiten, die in Kapitel 3 genannt wurden, davon ab, ob auch die nötigen Designs zur Verfügung stehen, um die Zusammenhänge zu untersuchen.[284]

4.4.b Ebene der Forscher

Probleme einzelner Designs

Als Beispiel kann man hier das *targeted design/enrichment design* vorstellen, bei dem gleich zu Beginn der Markerstatus erhoben wird und anschließend alle Probanden, die einen positiven beziehungsweise andersherum, einen negativen Marker haben, ausgeschlossen werden. Ansatzpunkt ist, dass man davon ausgeht, dass bei den ausgeschlossenen Probanden kein Effekt entstehen kann. Das Problem entsteht dort, wo diese Annahme sich als falsch erweist und sehr wohl auch bei den ausgeschlossenen Probanden eine Wirkung eingetreten wäre; was nicht einmal so selten der Fall ist.[285]

Zudem stellt sich die Frage, ab wann ein Therapieerfolg bei der ausgeschlossenen Gruppe als nicht untersuchenswert gilt, beziehungsweise, worauf man diese Annahme begründet, was zur Frage der Validierung der Biomarker zurückführt.[286]

---

[284] Vgl. *Deelen* 2013, S. 388.

[285] Vgl. *Windeler, J./ Lange, S.*: Evidenzbasierung und personalisierte Medizin – ein Widerspruch?, in: Deutscher Ethikrat (Hrsg.): Personalisierte Medizin – der Patient als Nutznießer oder Opfer?, Tagungsdokumentation der Jahrestagung des Deutschen Ethikrates 2012, Deutscher Ethikrat 2013, *Windeler* 2013, S. 84 f.

[286] Vgl. Ebd., S. 85.

5 Ethische Fragen biomarkerbasierter klinischer Studien

Nachdem in den zurückliegenden zwei Kapiteln *bbkS* aus wissenschaftlicher Sicht beleuchtet worden, soll im Folgenden eine ethische Betrachtung geleistet werden. Diese soll zum einen, die Vielzahl an Problemstellungen aufzeigen, die sich in diesem Bereich ergeben, zum andern, sollen innerhalb dieser einzelnen Aspekte Argumentationsstränge und Wege aufgezeigt werden, wie man an diesen Stellen verfahren kann.

Auch wenn einige dieser Problemstellungen bereits eingehend in den letzten Jahren betrachtet wurden und deshalb auch schon Regellungen vorhanden, beziehungsweise auf dem Weg sind, so sollen sie hier trotzdem vorgestellt werden, um sie auch in zukünftigen Reflexionen nicht zu vergessen. Bei anderen muss man davon ausgehen, dass diese Fragen immer studienspezifisch betrachtet werden müssen. In diesen Fällen müssen Ethikkomitees in die Pflicht genommen werden, die diese speziellen Fälle betrachten.

Des Weiteren wird es Fragen geben, die schon aus anderen Bereichen der Medizin[287], zum Beispiel der Genforschung, bekannt sind und es deshalb nicht möglich und auch nicht sinnvoll ist, die hier genannten Fragen davon unabhängig zu betrachten. Auch gibt es innerhalb der genannten fünf Charakteristika Überschneidungen, weshalb eine Systematisierung und klare Abgrenzung an den meisten Stellen nicht ohne Einschränkungen möglich wäre.

Schließlich bleibt zu sagen, dass es gerade für eine solche ethische Analyse auch andere Arten der Systematisierung gibt, als die hier ge-

[287] Hier sind etwa die Fragen und Problemstellungen rund um Präimplantationsdiagnostik, prädiktive Gentests oder Human Enhancement zu nennen.

wählte Methode. Beispielhaft sei hier zum einen die von *Lilian Marx-Stölting* in seinem Essay „Pharmakogenetik und die medizinische Nutzung der Variation – Überlegungen aus ethischer Perspektive“[288] erstellte Ordnung der ethischen Fragen unter die fünf Prinzipien mittlerer Ebene: Autonomie, Wohltun, Nichtschädigung, Gerechtigkeit, Gesellschaftliche Implikationen genannt. Zum anderen gibt es aber auch das 1990 im Rahmen des Human Genome Projekt etablierte Forschungsprogramm ELSI (Ethical, Legal and Social Issues), welches in ähnlicher Weise anhand von medizinethischen Prinzipien einzelne Fragen unterscheidet.[289]

[288] Vgl. *Marx-Stölting, L.*: Pharmakogenetik und die medizinische Nutzung der Variation – Überlegungen aus ethischer Perspektive, in: Kovàcs, L./ Brand, C. (Hrsg.): Forschungspraxis Bioethik, Freiburg im Breisgau 2011, S. 266 f.

[289] Vgl. Research Advocacy Network 2010, S. 69 ff.

Abbildung 3: Ethische Fragen biomarkerbasierter klinischer Studien[290]

	Erhebung molekularer und genetischer Daten	Beobachtung der Status molekularer und genetischer Biomarker	Stratifizierung homogener Subpopulationen	Untersuchung des Biomarker-Krankheit Zusammenhangs (Designs)	Aussagen über einzelfallspezifische Behandlungseffekte
Ebene der Probanden **Proband und Forscher**	- Aufklärung - Recht auf Wissen - Recht auf Nichtwissen - Umgang mit Informationen über Dritte - genetische Testung von Kindern - Prävention vs. effektivere Medikamente			- Equipoise in neuartigen Designs - Studienausschluss aufgrund eines Biomarkerstatus - Erweiterung von Forschungsprotokollen - selbstorganisierte Studien	- Aussagekraft und Validität der neuen Ergebnisse
Ebene der Forscher **Forscher und Gesellschaft**	- Validität genetischer Tests - Genetik-Weiterbildung - Datenschutz - Daten-Nutzungsrechte - Gefahren von *recontact* und *genotype-driven recruitment*	- Fehlendes Wissen und Verständnis der Daten - Entlastung von Tierstudien - Pflicht zur Nutzung der Erkenntnisse in der Umwelthygiene - Nutzung für militärische Forschung - Biomarkervalidierung - Biomarkerpatentierung - Studien-Sponsoring	- Umgang mit *orphan populations*		- Veröffentlichung der Studienergebnisse
Ebene der Gesellschaft **Proband und Gesellschaft**	- Problematische Mechanismen im Gesundheitssystem - Änderung des Krankheitsbegriffs - Moralisierung von Krankheit und Gesundheitskompetenz - Solidarpflicht zum genetischen Test?	- Gefahr einer Biologisierung	- *Biosociality* - Diskriminierung und Stigmatisierung - Individualisierung vs. Selektion		- Verfügbarkeit und Bezahlbarkeit neuer Therapien - Kommerzialisierung der *personalisierten Medizin* - Prävention vs. effizientere Therapie

[290] Überarbeitete Grafik des Autors aus einer bisher unveröffentlichten Arbeit.

5.1 Erhebung molekularer und genetischer Daten

Seit der Möglichkeit genetische Daten zu erheben, wird dieses Thema heiß diskutiert und begründet wohl eine der größten ethischen Debatten im Kontext der modernen Medizin und Gesellschaft. Kernpunkt ist die Besonderheit, die wir, speziell in Europa, genetischen Daten zuschreiben. Anders als konventionelle Daten über einen Menschen, wie etwa Gewicht, Größe oder Blutwerte, hat das Wissen über die genetische Konstitution eine fundamentalere Dimension. Diese Daten können den Kern der menschlichen Persönlichkeit betreffen.

Diese Aussage bezieht sich nicht nur auf die Idee eines genetischen Determinismus, der alle Merkmale – physische, psychische, aber auch persönliche und kulturelle – auf Gene zurückführt und wie er in der Anfangszeit der Genetik oft proklamiert und propagiert wurde.[291] Vielmehr meint *die Persönlichkeit betreffen* hier die Wirkung, die genetisches Wissen, beziehungsweise das Wissen um die eigene genetische Konstitution auf die Persönlichkeit haben kann. Gerade im Rahmen der *Personalisierten Medizin*, welche in großem Maße die Möglichkeiten genetischer Diagnostik nutzen will, ist es wichtig, dass man sich über die Auswirkungen im Klaren ist, welche zum Beispiel die Information über mögliche Krankheitsdispositionen haben kann. So gibt man dem Patienten oder dem Probanden damit einerseits Wissen an die Hand, um präventiv zu wirken, andererseits kann dieses Wissen aber auch verstören, handlungsunfähig machen oder zu irrationalen Entscheidungen führen.

Geht man nun genauer auf ethische Fragen in *bbkS* ein, so lassen sich viele der allgemeinen Problematiken auch hier wiederfinden. Andere müssen hingegen in einem neuen Licht betrachtet werden und wieder andere tauchen erstmals auf.

[291] Vgl. *Moos, T./ Niewöhner, J./ Tanner, K.* (Hrsg.): Genetisches Wissen – Formationen und Übersetzungen zwischen Wissenschaft und Gesellschaft, St. Ingberg 2011, S. 7 f.

5.1.a Ebene der Probanden

Wie muss eine angemessene Aufklärung von Probanden bbkS aussehen?

Auch wenn Aufklärung an sich kein neues Thema im Bereich klinischer Studien und ihre Bedeutung unbestritten ist, so bekommt die Frage jedoch eine neue Komponente, wenn es darum geht, die genetischen Daten von Probanden zu erheben. Der naheliegende Aspekt, dass es dabei eines besonderen Aufklärungsprotokolls bedarf, wird jedoch schon seit den 1990er Jahren diskutiert und es gibt hierzu bereits Richtlinien und Stellungnahmen der *WHO* (*World Health Organisation*), *WMA* (*World Medicial Association*) und des Europarats, um nur einige zu nennen.[292]

Ein anderer Punkt ist erst in jüngerer Zeit aufgetaucht. Wie erwähnt, gehen mit der Möglichkeit genetisches Wissen zu erlangen, besondere Chancen und Risiken einher; etwa im Bereich der Früherkennung und der Prävention. Informiert man nun im Rahmen einer Studie einen Probanden über dessen genetische Dispositionen, so erfährt dieser zum Beispiel etwas darüber, mit welcher Wahrscheinlichkeit bestimmte Krankheiten ausbrechen könnten. Kann man ihn nun mit diesem Wissen alleine lassen oder ist es nicht vielmehr ebenso die Pflicht der Forscher, hier eine weitere Betreuung zu gewährleisten? Eine solche Hilfestellung läge zum Beispiel in der Unterscheidung von *Wahrscheinlichkeit* und *Notwendigkeit*, da dadurch panischen Reaktionen der Probanden vorgebeugt werden könnte.[293] Aber auch die Information über Möglichkeiten zur Prävention sollten aufgezeigt werden. Fragen ließe sich somit auf jeden Fall, ob die Aufklärung nicht umfangreicher werden müsste.

Das wiederum ist aber ein Problem für den Laien, welcher durch die Unmenge an Informationen überfordert sein könnte. Hinzu kommt, dass neue Studien zeigen, dass schon Aufklärungsbögen konventionel-

[292]Siehe WMA (World Medical Association): Declaration of Helsinki: Ethical Principles for Medical Research Involving Human Subjects, WMA 2008, Article 24; SERG (Scientific and Ethical Review Group): Guideline for obtaining informed consent for the procurement and use of human tissues, cells and fluids in research, WHO 2003, URL: `http://www.who.int/reproductivehealth/topics/ethics/human_tissue_use.pdf`, Stand 06.02.2013 und CDBI (Steering Committee of Bioethics): Recommendation Rec(2006)4 of the Committee of Ministers to member states on research on biological materials of human origin, Europarat 2006, URL: `https://wcd.coe.int/ViewDoc.jsp?id=961137`, Stand 06.02.2013.

[293]Vgl. *Collins, F. S.*: Meine Gene - mein Leben, Auf dem Weg zur personalisierten Medizin, übers. v. *Lothar Seidler*, Heidelberg 2011, S. XXI.

ler Studien oft zu lang sind[294] und eine mündliche Vorgehensweise weit bessere Ergebnisse bei den Probanden erzielen kann.[295] Wer aber soll eine solche Aufklärung leisten? Können wir es Forschern tatsächlich zumuten, so umfangreich aufzuklären und zusätzlich eine Betreuung zu gewährleisten, oder ist es sogar deren Pflicht? Oder sind die bisherigen Methoden vielleicht nicht mehr zeitgemäß und es in Anbetracht des zunehmenden Umfangs nötig, gänzlich neue Verfahren der Aufklärung zu entwickeln? Eine solche Problematik wird derzeit zum Beispiel im Bereich medialer Aufklärung diskutiert, welche auf Knopfdruck Informationen über Krankheiten oder Symptome liefert, wodurch aber auch die Arzt-Patient-Beziehung stark verändert wird.

Schließlich ist es wichtig, dass die Aufklärung dem Probanden und seinem Bildungsstand angemessen ist und auf dessen Fragen eingeht. Gerade Informationen über die eigene genetische Konstitution sollten verstanden werden und damit einerseits eine mögliche Prävention unterstützen, andererseits eine übermäßige Angst verhindern.

Hat ein Proband einen Anspruch auf die von ihm erhobenen Daten?

Ist es das Recht des Teilnehmers einer Studie, die von ihm erhobenen Daten einzusehen und so Aufschluss über sein Genom zu bekommen? Zur Beantwortung dieser Frage muss man zum einen die Aussagekraft der Ergebnisse betrachten; da selten das ganze Genom eines Patienten analysiert wird, sondern zumeist nur Abschnitte, haben auch die Ergebnisse nur begrenzte Aussagekraft und müssen interpretiert werden. Kann man jedoch von einer Forschergruppe verlangen, dass sie Daten jedes Einzelnen interpretiert, sodass der Proband die Daten auch versteht, auch wenn dies für die eigentliche Studie unerheblich ist? Demgegenüber stellt sich die Frage, mit welchem Recht Forscher die erhobenen Daten sperren können sollten. Eine mögliche Lösung könnte eine fallspezifische Abwägung sein, die bei jeder Studie neu erfolgen müsste.[296] Da die Informierung des Probanden über seine Ergebnisse jedoch trotzdem angemessen durchgeführt werden muss, gelangt man schnell wieder

---

[294] Vgl. *Beskow, L. M. et al.*: Research participants' perspectives on genotype-driven research recruitment, in: Journal of empirical research on human research ethics, 6(4) 2011, *Beskow* 2011, S. 6.

[295] Vgl. *Berger, O. et al.*: The length of consent documents in oncological trails is doubled in twenty years, in: Annals of Oncology, 20 (379-385) 2009.

[296] Vgl. *Knoppers, B. M. et al.*: The emergence of an ethical duty to disclose genetic research results: international perspectives, in: European Journal of Human Genetics, (14) 2006.

zurück zur vorherigen Frage der Aufklärung und einer anschließenden Betreuung.

Wie geht man mit dem Recht auf Nichtwissen des Probanden um?

Das Recht auf Nichtwissen ist im Gendiagnostikgesetz festgeschrieben und billigt es jedem Menschen zu, das Wissen über seine genetische Konstitution zu verweigern.[297] Nimmt ein Proband dieses Recht wahr, so lassen sich die oben genannten Aspekte zwar ausklammern, aber es ergeben sich andere Probleme. Was, wenn durch Zufall Funde gemacht werden, die das Leben des Untersuchten in Kürze bedrohen könnten oder bereits bedrohen? Hat der Forscher, welcher zumeist wahrscheinlich auch Arzt ist, nicht die Pflicht, diese Gefahr abzuwenden? Muss er nicht deshalb den Probanden gegen dessen Willen informieren? Aber darf er das?

Darf der Forscher Dritte, die mit der Studie nichts zu tun haben, aber möglicherweise von entdeckten Krankheiten oder Dispositionen auch betroffen sind, darüber informieren?[298]

Die hier genannte Gefahr besteht zum Beispiel, wenn Eltern Teil einer Studie sind, in deren Verlauf genetische Defekte entdeckt werden, die zu großer Wahrscheinlichkeit auf die Kinder übertragen wurden. Einerseits besteht hier die Gefahr, das Recht auf Nichtwissen eines 'Dritten' auszuhebeln, da wahrscheinlich jegliche Art der Kontaktaufnahme Misstrauen erweckt. Hingegen könnte die auch-betroffene Person aber auch ermuntert werden, präventiv tätig zu sein und damit vielleicht Schlimmeres abwenden.

Andererseits umgeht man damit das Recht auf Nichtwissen des Probanden, wobei nicht garantiert werden kann, dass dieser nichts davon erfährt. Da genau diese Frage beim Thema des *recontact*, beziehungsweise *genotype-driven recruitment* noch einmal auftauchen wird, werden in Abschnitt 5.1.b ausführlichere Ausführungen folgen.

[297] Vgl. § 9 Abs. 2 Nr. 5 Gendiagnostikgesetz (GenDG), 2009, 01.02.2010.

[298] Es geht in diesem speziellen Fall um ähnlich schwerwiegende Fälle wie bei der Frage davor. Also Fälle in denen Leib und Leben des Probanden oder eben des 'Dritten' gefährdet sind.

Bedarf es Sonderrichtlinien für die Erhebung genetischer Daten von Kindern oder Behinderten?

Da Kinder noch am Anfang ihres Lebens stehen, bietet die Information über ihre genetische Konstitution zwar zum einen die Möglichkeit zu einer sehr frühen Prävention, zum anderen besteht hier aber auch eine besonders große Gefahr für psychische Beeinträchtigungen. Demgegenüber zeigt jedoch auch eine Vielzahl von Beispielen, dass gerade Kinder ein sehr reifes Verhalten im Umgang mit Krankheiten an den Tag legen.[299] Allerdings könnte man dagegen einwenden, dass es ja gerade nicht um schon ausgebrochene Krankheiten geht, sondern um Dispositionen für Krankheiten.

Eine andere Argumentationsmöglichkeit wäre es, hierin einen Spezialfall des Umgangs mit genetischem Wissen und der Weitergabe an Dritte zu sehen. So stellt sich zum Beispiel die Frage, inwiefern Eltern über mögliche Funde in Kenntnis gesetzt werden müssen und dürfen, oder welche Einschränkungen des Rechts auf Nichtwissen daraus für die ganze Familie erwachsen. Letztere Frage kann man auch für den Umgang mit behinderten Menschen stellen, bei denen dann noch die Person des Betreuers ins Spiel kommt.

5.1.b Ebene der Forscher

Wie valide sind genetische Tests und inwiefern ist eine Informierung zu rechtfertigen?

Dass genetischem Wissen ein besonderes Potential zugeschrieben wird, wurde bereits gesagt. Deshalb ist es auch nicht abwegig, nicht nur den Umgang mit ihm, sondern auch dessen Erhebung zu thematisieren. Zwar werden genetische Tests zunehmend Alltag und allgemein zugänglich, was sich am Preis, sowie der Verfügbarkeit zeigt; so gibt es schon heute unzählige Angebote bereits ab 250USD.[300] Trotzdem

[299] Siehe hierzu *Fuiko, R.*: Laut Gedacht – Wegweiser zur Umsetzung der Patientenrechte, Information und Aufklärung von Kindern und Jugendlichen aus entwicklungspsychologischer Sicht, NÖ Edition Patientenrechte 2003, *Viclano, A.*: Kleine Experten – Kinder können ihre Krankheiten gut begreifen. Das Problem: Eltern und Ärzte trauen es ihnen nicht zu. Die Zeit (43) 2006, URL: `http://www.zeit.de/2006/43/MS-Kinder`, Stand 5.02.2013; oder auch die Website Onko-Kids-Online, URL: `http://www.onkokids.de`, Stand 18.08.2013.

[300] Siehe dazu zum Beispiel Konzerne wie *23andME*, *deCode genetics* oder *GenebyGene*. Ein ähnliches Beispiel ist der hierzulande von den Kirchen stark kritisierte Bluttest auf Downsydrom für Frauen über der zwölften Schwangerschaftswoche.

oder gerade deswegen stellt sich die Frage, ob die genutzten Verfahren auch valide Ergebnisse liefern. Gerade weil genetisches Wissen besonders ist, sollte hierbei keine unnötige Aufregung (positiv oder negativ) ausgelöst werden. Betrachtet man zum Beispiel den Fall des Bluttests auf Downsyndrom, der Ende 2012 auf den deutschen Markt kam[301], so wären hier die Folgen einer Fehlfunktion fatal. Neben einer möglichen Fehlinterpretation besteht hier also auch noch die Gefahr der Fehlfunktion, welcher durch Präventionsmaßnahmen und strenge Testrichtlinien vorgebeugt werden muss.

Muss aufgrund der Erhebung genetischer, beziehungsweise molekulargenetischer Daten eine erweiterte Qualifikation der Forscher gefordert werden?

Auch wenn die Antwort, bezogen auf eine Genetiker-Ausbildung (oder Qualifikation), relativ einfach mit *Ja* zu beantworten ist, da ohne diese auch die valide Auswertung der Ergebnisse zum Problem wird, ist dies im Kontext der neuen Anforderungen im Bereich der Probandenanwerbung, der Aufklärung und einer möglicherweise nötigen Betreuung der Probanden nach der Studie, schon wesentlich schwieriger. Kann ein Forscher so etwas leisten, müssen zusätzliche Kräfte hinzugezogen werden, oder ist es sogar notwendig, den entsprechenden Hausarzt für eine Betreuung in die Pflicht zu nehmen? Und wenn man den Hausarzt einschaltet, wie steht es um dessen Kompetenz? Die ethische Relevanz dieser Frage liegt im Recht des Probanden auf die angemessene Nutzung seiner Daten und eine Sicherung seiner Bedürfnisse und den aus der Studie erwachsenden Folgen.

Werden die erhobenen Daten gespeichert und wenn ja, wo, von wem und wie lange?

Das Problem des Datenschutzes steht auch in allen konventionellen Studien schon zur Debatte. Dennoch taucht es im Kontext genetischer Daten noch einmal mit neuer Prägnanz auf. Es geht dabei jedoch nicht um die Frage der Speicherung der Daten während einer Studie, da diese sowieso in den meisten Fällen unstrittig und notwendig ist. Vielmehr

---

[301] Siehe hierzu *Schmitt, P.P. / Soldt, R.*: Bluttest auf Down-Syndrom in Deutschland verfügbar, in: FAZ, 20.08.2012, URL: `http://www.faz.net/aktuell/politik/inland/umstrittener-gentest-bluttest-auf-down-syndrom-in-deutschland-verfuegbar-11862449.html`, Stand 04.02.2013.

steht zur Diskussion, ob auch nach einer solchen, die gesammelten Informationen gespeichert werden dürfen.

Die Thematik von Biobanken taucht hier wieder auf. Darf es eine solche Sammelstelle genetischer Proben geben? Falls ja, wer beaufsichtigt sie und wie kann man für die Sicherheit dieser Daten sorgen und gleichzeitig einen effizienten Zugang durch Ärzte oder Forscher ermöglichen? So wäre eine Anonymisierung der Daten zwar dem Datenschutz zuträglich, erschwert aber gleichzeitig einen gezielten Zugriff. Die Politikwissenschaftlerin *Ingrid Schneider* plädiert zudem dafür, dass die Daten dezentralisiert gespeichert und mehrfach verschlüsselt werden sollten, um so einem Missbrauch angemessen vorbeugen zu können.[302] Weiterhin stellt sich in diesem Kontext die Frage, ob „ein ethisch relevanter Unterschied zwischen identifizierbarem und nicht identifizierbarem Gewebe bestehen sollte“[303]?

Auch wenn der Fakt, dass das Projekt einer umfassenden Biobank bisher noch nicht etabliert werden konnte, zeigt, dass die Angst vor einem Missbrauch sehr groß ist[304], so sprechen doch die zahlreichen 'kleinen' Biobanken in Europa für sich[305]; was aufgrund der Chancen, die eine solche Sammelbank bietet, allerdings auch kaum verwundert. Zum einen wird dadurch ein einfacher Zugriff auf Blut, Gewebe oder DNA-Proben von Patienten oder Probanden ermöglicht, zum anderen lassen sich, makroskopisch betrachtet, soziodemografische und gesamtgesellschaftliche Entwicklungen beobachten.[306]

Aber selbst, wenn man sich gegen eine Biobank entscheidet, bleibt die Frage, wie lange und wo nach einer Studie die Daten gespeichert werden dürften und damit verbunden, wie sich dies wiederum auf betroffene Dritte auswirken kann.

---

[302] Vgl. *Schneider* 2003, S. 5.

[303] Zit. *Raspe, H. et al.*: Empfehlungen zur Begutachtung klinischer Studien durch Ethik-Kommissionen, Köln 2012, *Raspe* 2012, S. 152 f.

[304] Bestes Beispiel ist der Versuch des Konzerns deCode Genetics, welcher um die Jahrtausendwende in Island eine Biobank etablieren wollte, welche die Daten der Gesamten isländischen Bevölkerung enthalten sollte. Siehe dazu *Andorno, R.*: Gendatenbanken – Eine Analyse aus der Perspektive der Menschenrechte, in: *Kovàcs, L./ Brand, C.* (Hrsg.): Forschungspraxis Bioethik, Freiburg im Breisgau 2011, *Andorno* 2011, S. 297 f.

[305] Aufschluss über Biobanken in Deutschlag gibt das deutsche Biobankenregister Deutsches Biobanken-Register, URL: `http://dbr.biobanken.de/de/web/guest/bdb/`, Stand 5.02.2013.

[306] Vgl. *Raspe* 2012, S. 147 ff.

Wer darf die erhobenen Daten nutzen?

Haben nur die Forscher der jeweiligen Studie ein Recht darauf, die erhobenen Daten zu nutzen oder dürfen die Daten, sobald sie anonymisiert sind, auch im Rahmen anderer Untersuchungen genutzt werden? Müsste man vielleicht sogar für jeden Fall diese Frage neu beantworten?[307] Oder sollte man versuchen, zu Beginn einer Studie alle möglichen Arten des Gebrauchs durchzugehen und zu fragen, in welchen Fällen der Proband einer Nutzung zustimmt und in welchen nicht?[308] Dies wäre mit einem gigantischen Arbeitsaufwand verbunden und würde die Gefahr beinhalten, zukünftige Studien zu behindern. Sollte man deshalb vielleicht auf einen *informed consent* über eine weitere Nutzung verzichten?[309]

Wenn die Frage nach dem *Wie?* hier auch nicht beantwortet werden kann, so herrscht doch die Überzeugung vor, dass der Spender der Daten ein Recht auf Mitbestimmung bei deren Nutzung hat. Inwiefern das aber auch nach einer Anonymisierung gilt, ist schon weniger eindeutig. So könnte die Ablehnung gegenüber dieser Verfügungsgewalt 'lediglich' in der Angst begründet liegen, dass eine Identifikation möglich ist. Dies ist durchaus problematisch, da der genetische Fingerabdruck einmalig ist; selbst wenn nicht die Person zugeordnet werden könnte, wären es vielleicht Verwandte.

Des Weiteren besteht bei anonymisierten Daten immer die Gefahr, dass diese für illegitime Forschungszwecke missbraucht werden. Beispielhaft könnte man hier die militärische Forschung anhand dieser Daten, nennen (dazu in Abschnitt 5.2.b mehr).

Faktisch besteht trotzdem ein sehr großes Interesse, die eigenen Daten für weitere Forschung zur Verfügung zu stellen. Zumindest solange, wie bestimmte Kriterien, wie etwa Einwilligung, Datensicherheit und die Möglichkeit, jederzeit die weitere Nutzung zu verbieten, erfüllt sind. So ist für die Probanden zumeist unerheblich, von welcher Forschungseinrichtung oder welchem Forscher eine solche Anfrage kommt, solange

---

[307]Vgl. *McGuire, A. L./ Breskow, L. M.*: Informed Consent in Genomics and Genetic Research, in: Annual Review of Genomics and Human Genetics, 11 (361-381) 2010, *McGuire* 2010, S. 9.

[308]Vgl. *Beskow, L. M. et al.*: Recommendations for ethical approaches to genotype-driven research recruitment, in: Human Genetics, 131 (1423-1431) 2012, *Beskow 2012*, S. 1425 f.

[309]Vgl. *McGuire* 2010, S. 13.

Auskunft darüber gegeben wird und Probanden darüber entscheiden können, ob ihre Daten genutzt werden dürfen.[310]

In welchem Rahmen ist recontact erlaubt?

Eine Anschlussfrage, die sich in jüngster Zeit entwickelt hat, ist die nach *recontact*[311], also der wiederholten Kontaktaufnahme von Forschern zu Probanden früherer Studien: Dürfen Daten weitergegeben werden, um schnell, passende Probanden zur Verfügung zu haben und wenn, wie muss bei einer solchen Kontaktierung vorgegangen werden? Hier besteht ein Problem darin, dass es zu einer Umgehung des Rechts auf Nichtwissen kommen kann. Dies tritt auf, wenn ein Teilnehmer früherer Studien bei einem *recontact* über eine zukünftige Studie informiert wird und dabei erfährt, wieso gerade er ausgewählt wurde (zum Beispiel aufgrund einer Disposition zu XY). Der Konflikt besteht hier zwischen der Pflicht zur Aufklärung über den Studieninhalt vor Beginn einer Studie und dem Recht auf Nichtwissen des potentiellen Probanden in Bezug auf seine genetische Konstitution.[312]

Illustrativ kann man hier eine Studie der Duke University von 2005 nennen, in deren Rahmen Epilepsiepatienten zu einem neuen Antiepileptikum getestet wurden. Diese hatten zuvor zugestimmt, keine Informationen über individuelle Ergebnisse zu erhalten. Um 2008 entdeckten die Forscher der Studie, dass einige Patienten Merkmale einer Genveränderung aufwiesen, die auch bei Schizophrenie beobachtet werde konnte, wobei jedoch noch keine Kausalität bewiesen war. Man untersuchte deshalb dieses spezifische Merkmal um festzustellen, ob mit diesem ein höheres Risiko auf Schizophrenie verbunden sei. Im Zuge dessen kontaktierte man die betroffenen Patienten der früheren Studie. Die Versuchsleiterin erinnerte dabei zunächst an deren Teilnahme in der Epilepsiestudie und fragte nach einer weiteren Blutprobe, wobei sie sich auch erkundigte, ob Familienmitglieder an dieser Studie interessiert seien. Daraufhin fragte der Großteil der Kontaktierten, ob damals etwas Problematisches entdeckt wurde oder eine Gefahr bestünde. Als die Koordinatorin der Studie diese dann über die Funde und die mög-

---

[310] Vgl. *Beskow* 2011, S. 11 f.

[311] Ich werde diesen Terminus der englischsprachigen Literatur für die weitere Arbeit nutzen, da mir keine adäquate und ähnlich kurze deutsche Übersetzung vorliegt.

[312] Vgl. *Beskow* 2012, S. 1423 f. und *Beskow, L. M. et al.*: Ethical challenges in genotype-driven research recruitment, in: Genome Research, 20 (705-709) 2010, *Beskow* 2010, S. 705.

liche Verbindung zu Schizophrenie aufklärte, entstand sehr oft Panik und Unsicherheit.[313] Es ist deshalb wichtig, die Art der Kontaktaufnahme an das Studiendesgin, das Forscherteam und die Studienfrage anzupassen.[314] Ein Beispiel wie ein solches Vorgehen aussehen könnte, ist in einer Arbeit von *Laura M. Beskow* zu finden.[315]

Aber nicht nur der *recontact*, sondern auch die anschließende Rekrutierung ist ethisch problematisch. So geht es auch um das sogenannte *genotype-driven recruitment*, also die gezielte Suche nach Probanden mit passenden Genotypen für eine Studie, ebenfalls kritisch zu betrachten. Wie oben genannt, bietet sich die Methode vor allem für seltene Krankheiten oder Genvarianten an, die sonst aufgrund von Probandenmangel nur sehr schwer aufzufinden wären. Voraussetzung für diese Methode ist aber die passende Infrastruktur, also die Verfügbarkeit einer genetischen Datenbank. Ohne die Möglichkeit, *in* einer Sammlung genetischer Daten zu suchen, gibt es auch keine Möglichkeit, *nach* diesen zu suchen. Es muss also gleichzeitig das Ziel sein, einen möglichst großen Pool an genetischen Daten – etwa in Form einer Biobank – zu generieren. Des Weiteren stellt sich auch hier die Frage des Rechts auf Nichtwissen, oder auch der Zugänglichkeit der Daten für Forscher.

5.1.c Ebene der Gesellschaft

Wie verändert sich möglicherweise unser Krankheitsbegriff?

Die Beschreibung, dass es durch genetische Tests möglich ist, Dispositionen für Krankheiten festzustellen, ist in dieser Arbeit schon mehrfach gegeben worden und es wurde auch betont, dass man dadurch Menschen die Möglichkeit gibt, selbst präventiv tätig zu werden. Des Weiteren wurde die Frage aufgeworfen, ob diese Disposition zu einer Krankheit schon selbst als eine solche zu verstehen ist, oder nicht. Falls nicht, inwiefern muss ihr dann im Gesundheitssystem Rechnung getragen werden? Man könnte argumentieren, dass Menschen, die um ihre Veranlagungen wissen, dazu angehalten sind, eigenständig präventiv tätig zu werden. Da es sich allerdings noch um keine Krankheit handelt, ist dies ohne äußere oder staatliche Hilfe zu leisten.

Doch liegt es allein in der Verantwortung des Patienten zu verhindern, dass Dispositionen zu einem Ausbruch kommen, oder muss nicht

[313] Vgl. Ebd., S. 705.
[314] Vgl. *Beskow* 2012, S. 1426 f.
[315] Siehe dazu Ebd., S. 1428.

vielmehr auch das Gesundheitssystem in gewissem Maße Mittel bereitstellen? Zur Diskussion steht damit, ob genetische Dispositionen schon als Krankheit verstanden werden? Hiergegen spricht zum Beispiel, dass „die Erfahrung von Krankheit niemals in irgendeiner direkten, physiologischen Weise aus dem Risiko der Erkrankung [hervorgeht]“[316], sondern immer grundlegend verschieden von dieser ist. Interessant wird es jedoch, wenn es darum geht, ob man trotz dieses Unterschieds, beide rechtlich gleich behandelt. Eine Definition ist neben der genannten rechtlichen Dimension aber auch ethisch relevant, weil sie eng mit der Frage der Gesundheitsverantwortung verbunden ist und ihre Beantwortung deshalb weitreichende Folgen für die Gesellschaft hat.

Kommt es durch das Wissen um genetische Dispositionen zu einer Moralisierung von Krankheiten, beziehungsweise wie beugt man dem vor?

Dieser Aspekt verdient besondere Beachtung, da seine Folgen gesellschaftliche Tragweite haben. Es wurde bereits gesagt, dass durch die Erhebung genetischer Daten schon vor Ausbruch einer Krankheit deren Anlagen zu erkennen sind und man diesen (in einigen Fällen erfolgreich) vorbeugen kann. Wenn ein Patient nun auch noch um diese Anlagen weiß, welche Folgen erwachsen daraus für ihn? Hat er die Pflicht dazu, präventive Maßnahmen zu ergreifen oder nicht? Gibt so etwas wie eine Gesundheitskompetenz?

Diese Frage ist nicht nur ethisch relevant, wenn man sich vor Augen hält, dass Deutschland ein solidarisches Gesundheitssystem hat, in welchem, verkürzt ausgedrückt, alle für alle bezahlen und damit gleichzeitig beanspruchen, dass sich die anderen Teilhaber dieses Systems nicht bewusst großen Gefahren aussetzen. Krankheiten oder Unfälle stoßen zu und werden deshalb als Widerfahrnis empfunden, bei dem man Hilfe benötigt. Was ist aber, wenn Menschen, die von einer drohenden Krankheit wissen, nichts dagegen tun, sondern zu einem späteren Zeitpunkt die gesamte Gemeinschaft des Gesundheitssystems 'haften' lassen? Ist krank-werden dann moralisch verwerflich; zum Beispiel im Sinne von Kants kategorischen Imperativ: „Handle nur nach derjenigen Maxime, durch die du zugleich wollen kannst, daß sie ein allgemeines

[316] Zit. *Aronowitz, R. A.*: Die Vermengung von Risiko- und Krankheitserfahrung, in: *Lengwiler, M./ Madarász* (Hrsg.): Das präventive Selbst – Eine Kulturgeschichte moderner Gesundheitspolitik, Bielefeld 2010, *Aronowitz* 2010, S. 357.

Gesetz werde"[317]? Kann man wollen, dass keiner mehr präventiv wirkt? Ist es demnach moralisch schlecht, krank zu werden (wenn man hätte vorbeugen können)?

Oder aus juristischer Perspektive, ist die bewusste Inkaufnahme von Krankheit eine Tat, durch die jeder Anspruch auf eine staatliche Unterstützung erlischt?

Gibt es eine solidarische Pflicht zum genetischen Test?

Bereits in den vorigen Kapiteln wurde darauf aufmerksam gemacht, dass homogenere Subgruppen die Gefahr beinhalten, sehr kleine Probandenpopulationen zu beforschen. Auch wurde bereits angemerkt, dass *genotyp-driven recruitment* eine möglichst große Sammlung an Proben oder Daten benötigt, um seine Vorzüge ausspielen zu können. Schließlich besitzen wir in Deutschland ein solidarisches Gesundheitssystem, welches allen, unabhängig von den eingezahlten Beiträgen, die nötige Behandlung zukommen lässt.

Warum sollten wir vor diesem Hintergrund nicht für eine solidarische Pflicht aller Bürger plädieren, sich genetisch testen und ihre Daten speichern zu lassen?[318] Schließlich haben ja auch alle Anteil, an den durch die Studien gewonnenen Ergebnissen. So argumentiert, wäre es sogar eine Ungerechtigkeit, wenn nur einige sich 'opfern' müssen, aber alle gewinnen. Griffiger wird das Problem noch, wenn man die Möglichkeit der Prävention einbezieht. So können diejenigen, welche um ihre genetischen Dispositionen zu Krankheiten wissen, auch präventiv wirken. Tun sie dies, so verringern sie damit die nötigen Kosten für ihre Versorgung. Demgegenüber beanspruchen nicht Getestete die gleiche Versorgung, ohne selbst in besonderem Maße vorgesorgt zu haben. Der Konflikt besteht in beiden genannten Fällen zwischen einer solidarischen 'Pflicht', sich nicht wissentlich in Situationen mit hohem Erkrankungs- oder Unfallrisiko zu begeben und der Teilhabe am solidarischen Gesundheitssystem.[319] Das heißt, jemand „muss sich entweder in Kenntnis seiner persönlichen Gesundheitsrisiken und Prädispositionen risikoadaptiert verhalten oder das Recht, seine eigene Gesundheit zu schädigen [...], mit entsprechenden Sanktionen innerhalb der So-

[317]Zit. *Kant, I.*: Kritik der praktischen Vernunft – Grundlegung zur Metaphysik der Sitten, hrsg. v. Wilhelm Weischedel, Werkausgabe in 12 Bänden, Band VII, Frankfurt am Main 1991 (1. Auflage 1974), S. 51/ BA 52.

[318]Vgl. *Eberbach* 2011, S. 11 f.

[319]Vgl. Ebd., S. 12.

lidargemeinschaft bezahlen (wie etwa eines Selbstbehalts bei Behandlungskosten)."[320]

Zwar wäre das Einfordern einer solchen *solidarischen Pflicht* zunächst unproblematisch, da mit diesem zunächst keine Sanktionen verbunden sind. Dennoch wäre es kurzsichtig, darin nicht das Potential für gewaltigen gesellschaftlichen Druck zu sehen, welcher das Recht auf Nichtwissen außer Kraft setzen und die oben genannte Moralisierung von Krankheiten vorantreiben könnte. Gegen eine Etablierung auf staatlicher Ebene sprächen zusätzlich noch Aspekte von Selbstbestimmung und natürlich auch die Fragen von Datenschutz und Biobanken. Denn, „eine breite Nutzung von biomarkerbasierten prädiktiv-probabilistischen Gesundheitsinformationen für das Gewähren bzw. Versagen von Krankenkassenleistungen bzw. für das Einfordern bestimmter gesundheitsbezogener Verhaltensweisen, würde eine Einschränkung der Selbstbestimmung des Einzelnen darstellen, das gegen das Interesse der Solidargemeinschaft abgewogen werden muss."[321]

Des Weiteren ist es aber auch fraglich, ob der Staat eine solch große 'Macht' – durch das Besitzen genetischer Proben seiner Bürger – haben darf. So zeigt die jedes Jahr aufs Neue entbrennende Diskussion über die Nutzung von personenbezogenen Daten (geschweige denn genetische Daten) durch die Polizei, zur Identifikation von Straftätern, wie umstritten eine solche Machtposition ist.[322]

Demgegenüber gibt der Jurist *Wolfram Eberbach* ein Beispiel wie es trotzdem möglich ist, von rechtlicher Seite aus, auch *für* eine solche Pflicht zum genetischen Test zu argumentieren.[323] Lehnt man sie trotzdem ab, könnte man schließlich eine Widerspruchslösung in Betracht ziehen, wie sie vor einiger Zeit im Rahmen der Organspende in Deutschland diskutiert wurde. Im Sinne dieses Vorschlags könnte man dann argumentieren, dass wahrscheinlich mehr Menschen über eine solche Probe nachdenken würden, da von staatlicher Seite keine Sanktionen drohen würden, falls man es dennoch ablehnt. Ob sich durch diese Methode aber tatsächlich mehr Personen genetischen Tests unterziehen würden, ließe sich nur im Nachhinein feststellen. Nichtsdestotrotz be-

[320] Zit. *Paul* 2010, S. 197.

[321] Zit. TAB 2008, S. 26.

[322] Vgl. *Schneider* 2003, S. 5 und *Hipp, D.*: Polizei darf auf E-Mail-Server zugreifen, in: SpiegelOnline 15.07.2009, URL: `http://www.spiegel.de/netzwelt/web/bundesverfassungsgericht-polizei-darf-auf-e-mail-server-zugreifen-a-636293.html`, Stand 28.09.2012.

[323] Vgl. *Eberbach* 2011, S. 11 ff

steht auch im Falle einer Widerspruchslösung ein großes Potential, dass ein gesellschaftlicher Druck entsteht, der indirekt zur Probe drängt; dies könnte durch Werbeaktionen von Krankenkassen oder Gesundheitsverbänden noch verstärkt werden.

Ein weiterer Aspekt ist die Thematik des *benefit sharing*. Wenn alle sich bereit erklären würden, eine genetische Probe an eine solche Biobank abzugeben, wäre es dann nicht fair, wenn auch für alle daraus Vorteile erwachsen?[324] Könnte man hier sogar so weit gehen, zu fordern, dass sich die niedrigeren Kosten für die Pharmakonzerne, da zum Beispiel durch *genotype-driven recruitment* einfacher Probanden angeworben werden können, auch in den späteren Medikamenten niederschlagen? Unabhängig von der Thematik der Biobanken, darf die Frage nach dem *benefit sharing* aber auch sonst, natürlich nicht vergessen werden. Da sie aber bereits bei konventionellen Studien auftaucht, wird hier nicht näher darauf eingegangen.

5.2 Beobachtung der Status molekularer und genetischer Biomarker

Die Möglichkeiten, die aus der Beobachtung molekularer oder genetischer Biomarker erwachsen, sind schlechthin wegweisend für die moderne Medizin. Sie erlauben Aussagen über genetisch vorhandene Dispositionen für Krankheiten, können Aufschluss über die Verstoffwechselung beim jeweilig Untersuchten geben oder zeigen Verträglichkeiten auf. Diese Ergebnisse lassen sich dann zum Beispiel zur Entwicklung von Präventions- oder Heilungsmethoden anwenden. Gerade aus diesem Grund ist es besonders wichtig, an dieser Stelle die Zuverlässigkeit der Marker zu sichern und deren Nutzungsmöglichkeiten ethisch zu hinterfragen. Aber auch die gesellschaftlichen Folgen der Technologie dürfen nicht außer Acht gelassen werden. Der Vorstellung dieser und anderer Fragen widmet sich der kommende Abschnitt.

5.2.a Ebene der Forscher

Welche Auswirkung hat die Biomarkertechnologie auf Tierversuche?

Es wurde bereits erwähnt, dass durch die Möglichkeiten *bbkS* eventuell die Anzahl und der Umfang von Tierversuchen reduziert werden könn-

[324] Vgl. *Andorno* 2011, S. 307 ff.

te.[325] Wenn das möglich wäre, müsste man dann nicht, im Sinne des Tierschutzes und der Verordnungen über die Nutzung von Versuchstieren, solche Möglichkeiten wahrnehmen und fördern? Sollte dies nicht ebenso wichtig sein wie die Aspekte im Humanexperiment?

Nutzung der Erkenntnisse der Umwelthygiene für die Ökologie?

Ebenso ließe sich fragen, ob nicht die Erkenntnisse, die durch *bbkS* für den Bereich der Umwelthygiene gewonnen werden, gerade vor dem Hintergrund großer ökologischer Probleme in unserer Zeit genutzt werden müssen? Beziehungsweise hier, parallel zur medizinischen Entwicklung, eine biomarkergestützte Ökologie beforscht werden sollte?

Wie beugt man einer militärischen Nutzung der Studienergebnisse vor?

Auch wenn die Frage militärischer Nutzung immer eine Rolle spielt, sollte im Rahmen *bbkS* ein besonderes Augenmerk darauf gelegt werden. Denn ebenso, wie man genauere Aussagen über die Wirksamkeit und Nebenwirkungen von Stoffen machen kann, die den Menschen heilen sollen, kann man dadurch auch genauere Aussagen über die 'Wirksamkeit und Nebenwirkungen' von Stoffen machen, die dem Menschen schaden. Wie immer wird man hier aber keine Möglichkeit haben, dies ganz zu unterbinden, nichtsdestotrotz ist es wichtig, besondere Schutzmechanismen, am besten auf internationaler Ebene, zu etablieren.

Wie müssen Biomarkertests reglementiert werden, um Validität zu gewährleisten?

Nach dem heutigen Forschungsstandard ist eine Studie, deren Methoden nicht als valide bewiesen sind, nur in Ausnahmefällen ethisch zu rechtfertigen. Deshalb erscheint es nur konsequent, diese Standards auch auf die Nutzung von Biomarkern zu übertragen. Biomarkernachweise müssen demnach etabliert sein und Validitätskriterien genügen. Bedeutung erlangt dies, wenn es darum geht, Vermutungen oder Hinweisen über den Zusammenhang eines Biomarkers mit einer Krankheit zu folgen. Wie sicher müssen sich Forscher bei einem potentiellen Biomarker sein, damit eine Studie gerechtfertigt ist? Und wie genau muss

---

[325] Vgl. *Kröger* 2006, S. 561.

der Proband darüber aufgeklärt werden? Der Konflikt besteht hier zwischen der Fürsorgepflicht des Forschers/Arztes und dem Gesamtnutzen, den die Studie zeitigen würde.[326] Hier sind besondere Richtlinien vonnöten, die eine Korrelation zwischen Biomarker und Krankheit beweisen. Erst damit ist auch die entsprechende Studie ethisch zu rechtfertigen, da die Probanden einem verantwortbaren Risiko ausgesetzt sind.

Aber was bedeutet hier Verantwortung? Wer haftet im dem Fall, dass ein schlechter oder gar falscher Marker genutzt wurde? Die Institution, die Forscher der Studie oder die Forscher, welche den Biomarker ehemals validierten?

Kann man Biomarker patentieren lassen?

Aus der modernen Forschung und Entwicklung ist die Patentierung nicht mehr wegzudenken. Dass sie dennoch nicht in jedem Fall unproblematisch ist, zeigt die Debatte um die Patentierung von Genen oder Verfahren im Umgang mit Genen. Es ist demnach nicht abwegig zu fragen, ob eine Patentierung von Biomarkern nicht auch möglich wäre und wenn ja, welche ethischen Probleme sich daraus ergeben könnten. Da aber auch die Patentierung von Genen in die Beantwortung dieser Frage hineinspielt, ist sie untrennbar mit der schon bestehenden Frage nach der Patentierbarkeit in der Biotechnologie verbunden.

Probleme sind zum Beispiel, dass durch eine Patentierung von Biomarkern, Studien behindert werden könnten oder, durch das Fehlen der für eine legale Nutzung der Marker nötigen Ressourcen, sogar gar nicht erst zustande kommen. Gerade Forschungsbereiche, die für arme Regionen, wie etwa Teile Afrikas, besonders relevant sind, könnten darunter erheblich leiden und die Schere zwischen Arm und Reich würde sich weiter öffnen. Aber auch Marketingstrategien könnten sich hieraus entwickeln, sodass eine möglicherweise bessere Therapie nicht erforscht wird, da das Unternehmen, welches das nötige Patent besitzt, eine weitere Forschung nicht erlaubt. Sollte man deshalb eine internationale Übereinkunft anstreben, nach der keiner das Recht hat, sich Biomarker patentieren zu lassen? Ist dies aber nicht gleichzeitig den wirtschaftlichen Interessen und der Forschung abträglich?[327]

---

[326] Vgl. *Winnicki* 2010, S. 93.

[327] Vgl. *Furtmayr, H.*: Patente als Eigentum, in: Kovács, L./ Brand, C.: Forschungspraxis Bioethik, Freiburg im Breisgau 2011, S. 311 ff.

Wer entscheidet, was erforscht wird und was nicht?

Bereits an anderen Stellen wurde gezeigt, dass die Auswahl der durchgeführten Studien durch die zunehmende Anzahl immer schwerer wird. Seltene Krankheiten und Medikamente für seltene Subgruppen haben deshalb unter Umständen erhebliche Nachteile, wenn es darum geht, erforscht zu werden und der sich möglicherweise entwickelnde Lobbyismus großer Betroffenenpopulationen täte dazu sein Übriges. Demgegenüber könnten aber auch Massenkrankheiten oder 'normale oder leichte' Krankheiten von Studien ausgeschlossen werden, da ihr Risiko und der zu erwartende Nutzen zu gering sind. Doch wer bestimmt, was erforscht wird? Da dies zumeist derjenige ist, der das Kapital zur Verfügung stellt, ist es von äußerster Wichtigkeit, hierbei einer indirekten Diskriminierung oder Ausgrenzung von bestimmten Menschengruppen vorzubeugen.

Besonders das schon heute kritisch betrachtete Sponsoring muss dabei im Blick behalten werden.[328] So gibt es vor allem in Deutschland kaum große multizentrische Studien, welche ohne Sponsoring der Industrie stattfinden.[329] Das heißt, es muss auch die unangenehme Frage gestellt werden: *Wer sollte die Technologie kontrollieren?* Beziehungsweise: *Wer kontrolliert sie in Wirklichkeit?*.[330]

Des Weiteren besteht aufgrund der problematischen Relevanz von *bbkS* – da deren Ergebnisse sich immer im Vergleich zur Standardtherapie bemessen – die Gefahr, dass eine Übererforschung bestimmter Bereiche die Relevanz aller dieser Studien beeinträchtigt, da die genutzte Standardtherapie ständig geändert würde.

5.2.b Ebene der Gesellschaft

Wie beugt man einer Biologisierung des Menschen vor?

Da Biomarker Indikatoren für unnormale, kranke Vorgänge im Körper sein können, ist es für die ethische Debatte auch interessant zu fragen, ob es durch die Zurückführung auf diese, nicht auch zu einer Reduktion des Menschen auf seine molekulargenetische Verfassung kommen kann. Es wäre dann weitergehend vorstellbar, dass dies, wie bereits in

[328] Vgl. *Gallacher, T./ Sreeharan*: Studien-Sponsoring durch die Pharmaindustrie - Ethische Aspekte, in: Council of Europe Publishing: Biomedizinische Forschung – ethisch betrachtet, eingeleitet v. *Claude Huriet*, Berlin 2006, S. 102 ff.

[329] Vgl. *Seufferlein* 2010, S. 4.

[330] Vgl. *Clark* 2009, S. 630 ff.

den Anfängen der *genetischen Revolution*[331], den Trend zu einer Biologisierung, beziehungsweise Genetisierung des Menschen wieder aufleben lassen könnte.[332] Dies könnte dann mit einer Entfremdung von Forscher/Arzt und Proband einhergehen, wenn nämlich vor allem Ärzte zunehmend zu besseren Mechanikern verkommen und der Patient als Mensch in den Hintergrund rückt; schließlich handelt es sich bei der Beobachtung eines Biomarkers um eine rein naturwissenschaftliche Untersuchung eines physischen Status.[333]

Kritisch ist in diesem Kontext auch der von *Hans Lehrbach* vorgestellte virtuelle Patient, da man zwar annehmen kann, dass dieser in ferner Zukunft, alle biologischen Aspekte abbildet, aber soziale und emotionale Faktoren, die wahrscheinlich auch einen Einfluss haben, vernachlässigt. Zudem rückt der Patient hinter eine mediale Vermittlung, durch den Computer, zurück.

5.3 Stratifizierung homogener Subpopulationen

Während konventionelle klinische Studien immer das Problem haben, dass die in ihrem Rahmen gebildeten Subgruppen sehr heterogen sind, kommt man durch *bbkS* der Vorstellung homogener Probandengruppen nun langsam näher. Untersucht man dann eine solche, so sind auch die gewonnen Ergebnisse um ein vielfaches spezifischer und genauer. Doch ist diese Homogenisierung ethisch unproblematisch? Besteht nicht zum Beispiel die Gefahr, indirekt zu diskriminieren oder sogar bestimmte Krankheiten durch fehlende Studien aus der Gesellschaft zu verdrängen? Müsste man also statt von Individualisierung vielmehr von einer Selektion sprechen?

5.3.a Ebene der Forscher

Wie geht man mit unterbesetzten Studien und orphan populations um?

Eine weitere Problematik stellen die bereits vorgestellten *orphan populations* dar. Damit sind sehr kleine, wenn nicht sogar zu kleine Pro-

331 Vgl. *Propping, P/ Aretz, S.*: Die genetische Revolution. Bedeutung für Therapie und Prävention , in: Internist 1 (45) 2004, S. 6 ff.

332 Vgl. *Maio* 2012, S. 17 f.

333 Vgl. *Bruchhausen, W./ Schott, H.*: Geschichte, Theorie und Ethik der Medizin, Göttingen 2008, *Bruchhausen* 2008, S. 215.

bandenpopulationen gemeint, welche im schlimmsten Fall keine validen Ergebnisse mehr hervorbringen können.[334] Diese Gefahr ist recht naheliegend, da ja gerade der Anspruch besteht, möglichst homogene Gruppen zu untersuchen, die im Falle von seltenen Krankheiten eben sehr klein sind. Ethisch lässt sich hier fragen, ob es zu rechtfertigen ist, eine Studie durchzuführen, bei der kein Anspruch auf Validität erhoben werden kann, auch wenn dieses Problem praktisch unlösbar ist und zumindest grobe Ergebnisse gewonnen werden könnten. Es geht dabei aber auch um die Vertretbarkeit, wenn die Aussagekraft beschränkt ist und keine Garantie besteht, überhaupt verwertbare Ergebnisse zu erhalten. Ein weiterer Punkt ist die Frage der Probandenanwerbung für solche Studien, da dies ohne einen großen Pool genetischer Proben, etwa in Biobanken, nahezu nicht zu bewältigen ist.

Man darf allerdings auch das Problem der Lukrativität nicht kleinreden. Wer zahlt diese 'Kleinststudien'? Müssen sich Betroffene zusammenschließen und selbst die Ressourcen aufbringen, weil es sich für Großkonzerne nicht lohnt? Ist hier sogar ein Lobbyismus erwünscht? Oder muss der Staat hier im Sinne einer Gleichberechtigung bestimmte Studien fördern?

5.3.b Ebene der Gesellschaft

Was ist, wenn genetische Daten Alltag werden?

Biosocialities und die mit ihr einhergehende Bildung von sozialen Gruppen, welche selbstorgansiert gegen ihre Krankheit vorgehen und sogar autonom forschen, wurden bereits vorgestellt. Aber nicht nur eine neue Art der Vergemeinschaftung kann hier erwachsen. Neben dem Begriff der *biosociality*, bilden sich vor allem im anglo-amerikanischen Raum auch die Konzepte der *biological* oder *genetic citizenship* heraus, mit denen die Idee eines politischen Aktivismus verbunden ist. Dabei geht es um die Vorstellung, dass diese neue Art sozialer Gruppen besondere Rechte einfordern könnte, welche sie durch ihre genetische Disposition begründen.[335] Dies könnte analog zu Behinderungen gedacht werden, für welche eine Barrierefreiheit gefordert wird, um gleichberechtigt an der Gesellschaft teilhaben zu können. Warum sollte man dann nicht auch anderen gesellschaftlichen Gruppen in diesem Sinne eine besondere Hilfestellung geben, damit ihnen eine gleiche Partizipation an der

---

[334] Vgl. *Winnicki* 2010, S. 104 f.

[335] Vgl. *Kollek* 2008, S. 187 f.

Gesellschaft ermöglicht wird? Die Professorin für Biotechnologiefolgenabschätzung *Regine Kollek* und der Soziologe *Thomas Lemke* gehen in ihrem schon mehrfach zitierten Werk „Der medizinische Blick in die Zukunft“ aber noch weiter und diskutieren die Möglichkeit eines Lobbyismus genetisch verbundener Gemeinschaften. Diese könnten dann Forschungsvorhaben beeinflussen oder, mit genügend Ressourcen, sogar initiieren.[336] Darf man so eine Einflussnahme zulassen oder muss eine solche Vergemeinschaftung unterbunden werden? In jedem Fall bieten soziale Netzwerke in diesem Kontext eine nahezu unkontrollierbare Komponente, wofür die andauernden Datenschutzdebatten der beste Beweis sind.[337]

Wie beugt man genetischer Diskriminierung und Stigmatisierung vor?

Spricht man von einer Gruppenbildung aufgrund genotypischer Merkmale, so gibt es natürlicherweise nicht nur eine positive Vergemeinschaftung, sondern immer auch Tendenzen zur Ausgrenzung, Diskriminierung und Stigmatisierung bestimmter Menschengruppen. Die Gefahr genetischer Diskriminierung ist besonders gravierend und verdient besondere Aufmerksamkeit, da mit ihr eine Vielzahl menschlicher Tragödien, wie zum Beispiel die Euthanasie im Dritten Reich, verbunden sind. Doch nicht nur diese direkte Ausgrenzung und Herabwürdigung stellt sich hier als problematisch dar. Schon jetzt herrschen Ungerechtigkeiten im Gesundheits- und Sozialsystem, deren weitere Verstärkung unterbunden werden sollte.[338] So werden Menschen indirekt durch höhere Krankenkassenbeiträge, Beteiligung an besonderen, aber notwendigen Behandlungen, oder schlechte Jobaussichten benachteiligt.[339] Dies könnte im Zuge einer Personalisierung der Medizin, aber auch speziell im Kontext *bbkS* noch weiter zunehmen. In gleicher Weise könnten hier Studien zu weitverbreiteten Krankheiten bevorzugt werden und seltene Krankheiten kaum erforscht werden. Zudem könnten die neuen

[336] Vgl. Ebd., S. 188.

[337] Gerade Facebook steht in diesem Kontext wie kein anderes Portal im Fokus der Aufmerksamkeit. Der Konflikt herrscht hier zwischen dem in Europa stark vorherrschenden Schutzgedanken, der amerikanischen Offenheit, dem Grundgedanken einer ungehinderten Kommunikation und der wirtschaftlichen Nutzung einer solchen Institution. Siehe hierzu die zahlreichen FAZ Artikel zum Thema Facebook.

[338] Vgl. *Hempel, U.*: Personalisierte Medizin I: Keine Heilkunst mehr, sondern rationale, molekulare Wissenschaft, in: Ärzteblatt, 106(42) 2009.

[339] Vgl. *Kollek* 2008, S. 198 ff. und *Raspe* 2012, S. 153.

spezifischeren Medikamente teurer werden und Krankenkassenbeiträge für Menschen mit starken Dispositionen ansteigen.

Ein Beispiel für einen Versuch, einige der genannten Punkte zu unterbinden, ist *GINA*, der *Genetic Information Non-Discrimination Act*, welcher seit 2008 amerikanisches Recht ist und verbietet, dass Arbeitgeber Angestellte aufgrund von genetischen Informationen diskriminieren.[340] In Deutschland übernimmt dies das im Februar 2010 in Kraft getretene Gendiagnostikgesetz.

Wie geht man mit der Gefahr schleichender Verdrängung von Populationen um?

Wenn die untersuchten Populationen immer kleiner werden, wie groß ist dann die Gefahr einer indirekten Verdrängung einiger Gruppen? Ist nicht die Schaffung homogener Kleingruppen notwendig damit verbunden, dass es mehr zu testende Populationen gibt und wenn dem so ist, wie kann dann man absichern, dass alle die gleiche Chance haben, dass an einer auf ihre Bedürfnisse angepassten Therapie geforscht wird? Drastisch formuliert, kann es nicht sogar sein, dass seltenste Krankheiten langsam verdrängt werden, weil sie aufgrund fehlender Therapie über die Zeit 'aussterben'? Liegt hier also statt einer Personalisierung vielmehr das Potential einer schleichenden Selektion verborgen?

5.4 Untersuchung des Biomarker-Krankheit Zusammenhangs

Auch die Studiendesigns verändern sich im Rahmen *bbkS*. Da konventionelle Designs nicht in der Lage sind, einen Zusammenhang zwischen Marker und Krankheit herzustellen, müssen andere Typen genutzt werden, um den gestiegenen Anforderungen gerecht werden zu können. Hinzu kommt dann noch der Aspekt kleinerer Subpopulationen, sodass es nötig ist, viele bekannte Probleme erneut zu thematisieren. Der folgende Abschnitt stellt also weniger komplett neue ethisch-relevante

[340] Vgl. *Tejada, P.*: Die USA verabschieden eine bahnbrechende Gesetzgebung zum Kampf gegen genetische Diskriminierung, übers. v. *Ulrich Langenbeck*, EURODIS 2008. Interessant ist hierbei, dass die US-Regierung von diesem Gesetz ausgenommen ist. Siehe dazu *Roller, N.*: Eine Prise DNA gefällig? Für eine tiefgehende soziale Kontrolle?, Telepolis 17.08.2011, URL: `http://www.heise.de/tp/artikel/35/35314/1.html`, Stand 11.02.2013.

Fragen vor, sondern betrachtet bereits bekannte Fragen, wie *Kann das genutzte Design diese Frage gut, beziehungsweise überhaupt beantworten?*, *Ist sie hinreichend definiert?*, *Sind Fragestellung und Design plausibel?*, *Sind die Merkmale der Zielpopulation klar spezifiziert?*, *Konfirmatorisch oder explorativ?*, *Equipoise-Kriterium erfüllt?*, *Klinisch angemessen?*[341], in einem neuen Licht.

5.4.a Ebene der Probanden

Genügen die Designs biomarkerbasierter klinischer Studien dem Equipoise-Kriterium?

Die Frage nach einer ausbalancierten Belastung der Probanden in einer Studie ist nicht neu und wird in der modernen Medizin unter dem Begriff der Equipoise diskutiert. Im Rahmen biomarkerbasierter klinischer Studien und gerade bei neuartigen Designs muss nun geklärt werden, ob diese den Kriterien gerecht werden. Da dies in dieser Arbeit jedoch nicht geleistet werden kann, soll hier nur die Frage genannt sein.

Studienausschluss aufgrund des Biomarkerstatus?

Gerade im Hinblick auf das *targeted design*, bei dem vor einer Studie alle Probanden auf ihren Biomarkerstatus getestet werden und nur jene weiter teilnehmen dürfen, deren Markerstatus nach den bisherigen Erkenntnissen mit einer erfolgreichen Therapie assoziiert wird, könnte man die Frage stellen, ob dies auch dann gerechtfertigt ist, wenn dem Betroffenen sonst keine andere Therapieoption zur Verfügung steht.[342] Denn, so wurde in Kapitel 4 gesagt, hat das dieses Design durchaus Schwachstellen.

Sind neue und erweiterte Forschungsprotokolle nötig?

Schon bei konventionellen Studien sind die Forschungsanträge und Studienprotokolle der durch Ethikkommissionen meist kommentierte und kritisierteste Teil der Studie, da schließlich aus den in ihnen betrachteten Aspekten wie Ziel, Wesen, Bedeutung und Tragweite der klinischen Prüfung[343] eine Rechtfertigung der Studie abgeleitet werden soll.

[341] Vgl. *Raspe* 2012, S. 11 ff.
[342] Vgl. *Frank* 2013, S. 17.
[343] Vgl. *Stapff* 2008, S. 98.

Sind nun zusätzlich noch genetische Daten Teil der Studie und werden Biomarker genutzt, deren Validität erwiesen sein muss, so erscheint es nur angemessen, dass auch die Protokolle daran angepasst werden. Aus diesem Grund hat der Ministerrat des Europarats bereits 2003 ein Zusatzprotokoll zu Gentests veröffentlicht und 2007 ein weiteres zur biomedizinischen Forschung unterzeichnet.[344] Beide Protokolle regeln eine Vielzahl ethischer Fragen und geben Forschern ein Reglement, anhand dessen sie ihr Vorgehen orientieren müssen. Man könnte nun aber diskutieren, ob das Zusatzprotokoll zur biomedizinischen Forschung auch alle Aspekte einer biomarkerbasierten klinischen Studie abdeckt. So ließe sich fragen, ob der Abschnitt zur Aufklärung nicht vielleicht zu kurz ist und der Aspekt einer Folgeberatung durch den Forscher/Arzt vernachlässigt wird. Oder, ob gerade für den Fall unterbesetzter Studien, die es durch spezifischere und kleiner Gruppen häufiger geben könnte, zu viel Spielraum gegeben wird, das heißt, es an einem expliziten Unterpunkt zu diesem Thema mangelt. Dagegen ließe sich einwenden, dass gerade solche Studien immer fallspezifisch von Ethikkomitees betrachtet werden sollten, um damit auch der gegeben Situation angemessen zu sein.

Selbstorganisierte Studien

Schließlich geht es aber im Kontext der Designs, vor dem Hintergrund von *biosocialities*, auch um die Problematik selbstorganisierter klinischer Studien. Diese wurden in Kapitel 3.4.c zwar bereits vorgestellt, aber in ethischer Hinsicht noch nicht betrachtet, was nun folgen soll. Zunächst einmal ist es positiv zu bewerten, dass es Plattformen wie *PatientsLikeMe* gibt, auf denen sich Patienten untereinander austauschen können und durch ihre Dokumentation der eigenen Krankheit die Forschung vorantreiben. Problematisch wird es dann, wenn wie im oben geschilderten Fall, Ergebnisse aus der aktuellen Forschung dargestellt werden und die Patienten selbst aktiv werden um diese Hypothese zu validieren. So ist das Humanexperiment nicht umsonst ein so stark reglementiertes Verfahren, indem die Probanden zudem unter ständiger Überwachung stehen. Es geht dabei nicht zuletzt um die Frage der Verantwortung und der Haftung im Schadensfall. Zwar ist jeder Mensch in

---

[344]Siehe dazu InteressenGemeinschaft Kritische Bioethik Deutschland: Menschenrechtskonvention zur Biomedizin (Bioethikkonvention) des Europarates, URL: `http://www.bioethik-konvention.de/bioethik-konvention_texte_und_zusatz protokolle.html\#bioethikkonvention`, Stand 8.02.2013.

gewisser Weise frei Selbstexperimente[345] durchzuführen, aber die Folgen von selbstorganisierten Studien, allein aufgrund von im Internet veröffentlichten Hypothesen, sind nicht abzuschätzen. Es geht hierbei also zum einen um Fragen des Gesundheitssystems, als auch um die Verantwortung des Staates und der jeweiligen Plattform. Diesen steht das Recht der Patienten gegenüber, selbstständig und autonom zu handeln, aber auch der Anspruch, über die aktuelle Forschung – sofern sie offen zugänglich ist – im Bild zu sein, wenn es um Hilfe bei einer (schweren) Krankheit geht.

Eine Lösung könnte hier die bereits erwähnte Gesundheitskompetenz sein, welche auch beinhaltet, dass die Teilhaber des Gesundheitssystems fähig sind, das ihnen zur Verfügung gestellte Wissen einzuordnen. Dies muss jedoch auch durch staatliche Institutionen ermöglicht werden. Schließlich müssen die jeweiligen Anbieter und Betreiber ihre Verantwortung wahrnehmen, um ein Ausarten von Selbststudien zu verhindern.

Nichtsdestotrotz bieten Plattformen wie *PatiensLikeMe* durch diese selbstorganisierten Studien auch eine Möglichkeit Ressourcen, die sonst für teure und langwierige Studien ausgegeben würden, zu sparen, solange bestimmte Kriterien gesichert sind und, wie in oben genannten Fall eine relative Unbedenklichkeit besteht.

5.5 Aussagen über einzelfallspezifische Behandlungseffekte

Schließlich ist es in *bbkS* möglich, Ergebnisse zu gewinnen, welche Aussagen über spätere Einzelfälle der Anwendung ermöglichen. Aber welche Folgen erwachsen aus diesen sehr spezifischen Medikamenten für den Preis und die Verfügbarkeit? Zudem muss darüber reflektiert werden, ob bei der Veröffentlichung der Daten erweiterte Standards gelten sollten, oder wie man dem Missbrauch dieser Daten, beziehungsweise der Technologie vorbeugen kann.

[345] Man könnte sogar dafür argumentieren, dass die Gesellschaft bei diesen mutigen Freiwilligen in der Schuld steht.

5.5.a Ebene des Probanden

Wie verlässlich sind die Ergebnisse?

Dass die Ergebnisse *bbkS* genauer sind als in konventionellen Studien, ist der Grund ihrer Nutzung. Aber wie sicher sind sie? Bergen diese homogenen Gruppen nicht auch die Gefahr, dass einige vielleicht sehr seltene Varianten und deshalb Daten zu bestimmten Nebenwirkungen gar nicht erst entdeckt werden? Wer legt die Kriterien für einen Biomarkerstatus (Niedrig-Mittel-Hoch) fest? Kann es vielleicht sogar sein, dass durch diese genauen Aussagen über Wirkung und Verträglichkeiten unsere Toleranz gegenüber unbekannten Nebeneffekten sinkt?

5.5.b Ebene der Forschung

Müssen bei der Veröffentlichung strengere Standards etabliert werden?

Als eine ethische Frage auf der Ebene der Forscher kann die Veröffentlichung der Daten thematisiert werden. Wobei sich diese Frage stark mit der bereits genannten Datenschutzfrage überschneidet und zudem im Rahmen dieser Arbeit noch nicht klar ist, ob es hier neben den konventionellen Aspekten (wie etwa Anonymisierung) noch weitere gibt. Deshalb wird an dieser Stelle auf weitere Ausführungen verzichtet.

5.5.c Ebene der Gesellschaft

Welche Folgen ergeben sich für die Verfügbarkeit und die Bezahlbarkeit von Therapien?

Man muss im Anschluss daran die Frage nach der Verfügbarkeit und Bezahlbarkeit neuer Therapien stellen. So ist es wahrscheinlich, dass durch kleinere aber homogenere Gruppen auch mehr verschiedene Therapien angeboten werden und werden müssten. Damit gehen jedoch vielfältige wirtschaftliche und logistische Fragen einher, welche letzten Endes an ethischen Maßstäben zu messen sind. Kann man verlangen, dass alle Therapien flächendeckend angeboten werden? Und wie lässt sich ein Gleichgewicht zwischen Entwicklungskosten und Abnehmer herstellen, ohne dass man durch die Medikamentenkosten kleine Populationen diskriminiert? Sollte man deshalb über einen Ausgleich nachdenken, den Betroffene solcher Krankheiten erhalten und der sie für übermäßige Kosten entschädigt? Dieses Problem ist aber nicht neu; schon heute haben einige Menschen höhere, teilweise massive Ausgaben für ihre Gesundheitsversorgung und andere nicht. Besteht deshalb in der Entwicklung angepasster Therapien eine Pflicht, solche Ungleichheiten zu verringern oder dem entgegenzuwirken?

Wie beugt man der Kommerzialisierung der Personalisierten Medizin vor?

Abschließend kann man die Kommerzialisierung des medizinischen Marktes durch personalisierte Medikamente problematisieren. Es ist bereits heute der Fall, dass Pharmaunternehmen Medikamente unter verschiedenen Namen verkaufen oder bestimmte teurere Typen besonders stark bewerben.[346] Durch die Ergebnisse biomarkerbasierter Studien könnte sich dieser Trend dazu ausweiten, dass der medizinische Markt von 'scheinbar' spezifischen Medikamenten überschwemmt wird und dadurch das Vertrauen in die Technologie verloren ginge. Oder, dass auf diesem Wege die Auswahl der Studien gesteuert werden könnte, sodass 'unwichtige' in der Flut der marktrelevanten Pharmazeutika untergehen.[347]

Ist es besser, präventiv zu wirken oder effektivere Medikamente zu nutzen?

Nach allem Gesagten drängt sich die Frage auf, ob nicht generell eine Entwicklung hin zu mehr Prävention zu unterstützen wäre, anstatt genauere Medikamente zu entwickeln. Problematisch ist hier zwar, dass in den wenigsten Fällen durch Prävention ein Ausbruch definitiv vermieden werden kann, demgegenüber kann man jedoch, in einem gewissen Rahmen, das Risiko senken. Wer eine starke Disposition zur Leberzirrhose hat, sollte in diesem Sinne möglichst wenig Alkohol konsumieren und sich ständigen Screenings unterziehen. Es stellen sich hier Fragen nach einer Gesundheitskompetenz und der Fähigkeit zum Umgang mit einer Veranlagung (ohne Gewissheit eines Ausbruchs), aber auch nach

[346] So wurde erst zu Beginn dieses Jahres durch eine Debatte über „Bestechung" von Ärzten durch Pharmaunternehmen angeregt. Siehe dazu *Böhmer, W.*: Bestochene Ärzte sind strafrechtlich nicht schuldig, Südwest Presse 02.02.2013, URL: `http://www.swp.de/muensingen/lokales/alb_donau/Bestochene-Aerzte-sind-strafrechtlich-nicht-schuldig;art4299,1833393`, Stand 9.02.2013.

[347] Vgl. *Caplan, A.*: Without an adequate ethical infrastructure, the road to personalized medicine will be rocky at best, in: Clinical Pharmacology & Therapeutics, Volume 92 Nr. 4, 2012, S. 411.

der Motivation zu solchem Verhalten.[348] *BbkS* könnten diese Entwicklung durch die Erforschung präventiver 'Therapien' positiv beeinflussen.

Dennoch, hält man sich das in Kapitel 4 gesagte vor Augen, so ist nicht klar, ob es wirklich sinnvoller ist, stärker präventiv zu wirken, als stattdessen neue und effektivere Medikamente zu entwickeln. Zunächst werden zwar die Medikamente im Vordergrund stehen, da die Absenkung der Nebenwirkungen, der erste Schritt hin zu einer Personalisierung ist, aber auf lange Frist, ist die Ausrichtung hin zu mehr Prävention durchaus verlockend.

[348]Vgl. *Eberbach* 2011, S. 6 ff. und *Kollek* 2008, S. 88 ff.

6 Abschlussbetrachtung

Ich habe zu Beginn dieser Arbeit die Aussage gemacht, dass sich Biotechnologie so rasant und vielschichtig entwickelt wie kaum ein anderes Wissenschaftsfeld. Stetig werden neue fundamentale Durchbrüche gemacht und Erkenntnisse gewonnen, welche das Leben so wie wir es kennen in wenigen Jahren komplett verändern werden; und ohne Frage, sie haben großen Einfluss. Aber, die Ernüchterung über die tatsächlichen Möglichkeiten lässt zumeist nicht lange auf sich warten. Ob Gentechnik, Nanotechnologie oder *bbkS*, sie alle dienen als Beispiele für diese Entwicklung, welche zeigt, dass unser Wissen über die Möglichkeiten moderner biotechnologischer Verfahren oft verfälscht ist und eine hinreichende Trennung von Potential und der realen Umsetzbarkeit oftmals erst nach den ersten 'Enttäuschungen' einsetzt.

Nun ist es Zeit, das Gesagte einzuordnen und Bilanz zu ziehen. Dafür ist das folgende und letzte Kapitel dieser Arbeit in drei Teile untergliedert. Zunächst soll untersucht werden, was nach den in Kapitel 3 und 4 genannten Fakten an Möglichkeiten am Ende übrig bleibt und was *bbkS* auszeichnet. Anschließend sollen die ethischen Aspekte noch einmal reflektiert werden und zum Schluss ein Gesamtfazit der Arbeit folgen.

6.1 Biomarkerbasierte klinische Studien – Was können sie wirklich leisten?

Wenn es ein Beispiel gibt, mit dem man die Art des Verhältnisses von Erwartungen und tatsächlicher Entwicklung im Bereich der Biomarkertechnologie und *bbkS* treffend illustrieren kann, so ist dies die Tatsache, dass in den letzten Jahren die Zahl der Publikationen zu diesem Thema in die Hunderttausende ging, die Zahl der neu entwickelten Biomarker aber fast konstant blieb. Der Hauptgrund für diese Entwicklung ist, dass man die Komplexität von Krankheiten und deren Verursachung unterschätzte. Das heißt, auch wenn die neu entwickelten Marker tiefer denn je 'blicken' können und genauer sind, so lassen sich doch entgegen anfänglicher Erwartungen die meisten Ergebnisse nicht einfach nutzen, sondern sind als Momente eines größeren Ganzen zu sehen. So habe ich oben mehrfach darauf verwiesen, dass genetische Dispositionen nur selten wirklich den größten Anteil an der Verursachung einer Krankheit haben. Vielmehr zeigen Experimente und Studien, dass erst die Interaktion verschiedener Faktoren zu einem Ausbruch führt; die Gen-Umwelt-Interaktion und die Genaktivierung rücken zunehmend in den Vordergrund.

Hieraus erwachsen dann die genannten Probleme, dass man riesige Mengen an Kombinationen und Varianten durchprobieren muss, für welche man dann viele Spender und Proben benötigt. Diese großen Probenmengen müssen anschließend ausgewertet werden und daraus die richtigen Schlüsse gezogen werden. Hat man das geschafft, ist jedoch 'lediglich' ein potentieller Marker identifiziert, welcher dann aber auch noch validiert werden muss. Erst nach diesen vielen Schritten beginnt die Suche nach einem Medikament und dessen Entwicklung. Hierbei beginnt das Spiel fast noch einmal von neuem. Zwar können möglicherweise die Daten der Kombinationen und Varianzen, welche für den Krankheitsausbruch verantwortlich sind und in der Markerentwicklung gewonnen wurden genutzt werden, allerdings gilt es nun auch wieder die Biomarker bei den Probanden zu entdecken und diese danach zu stratifizieren. Hat man es dann noch mit einem Markerkonglomerat zu tun, was in Anbetracht des Gesagten sogar naheliegt, ist auch die Gruppenbildung dementsprechend kleinteilig und aufwendig, da nun Dosen und eventuell auch Wirkstoffe angepasst werden müssen.

All dies sind Gründe, warum gerade die Herstellung von Unikaten, wie sie in der Grundidee der *Personalisierten Medizin* enthalten war, derzeit, wenn überhaupt, nur in Einzelfällen zu realisieren ist. Da dies aber schon vor einigen Jahren festgestellt wurde (die Einsicht, dass die Gen-Umwelt-Interaktion die entscheidende Rolle spielt, aber erst jetzt Einzug hält) und eine Vielzahl Artikel deshalb auf die problematischer Namensgebung aufmerksam machten, stehen heute die Aspekte der Stratifizierung und der Reduktion von Nicht- und Nebenwirkungen im Vordergrund.[349]

[349]Vgl. zum Beispiel *Maio* 2012, S. 16, oder auch *Schott* 2011, S. 662 f.

Hierin liegt auch trotz aller Einschränkungen die große Stärke *bbkS*. Dank der OMICS und der starken Differenzierung verschiedener Ebenen und Arten von Biomarkern ist es heute zunächst einmal möglich, die Gründe dafür zu finden, warum Patienten auf bestimmte Medikamente nicht ansprechen. Die Idee ist dabei nicht neu[350], denn schon konventionelle Studien tragen dem in gewissem Maße Rechnung, allerdings liegt ihr Schwachpunkt in den sehr heterogenen Subgruppen, mit denen sie arbeiten. *BbkS* können auf eine größere Masse und Vielfalt an Markern zurückgreifen und auch wenn 'Masse nicht gleich Klasse' bedeuten muss, so erlangt man dadurch zumindest die Möglichkeit, Unterschiede und Ähnlichkeiten von Patienten mit der scheinbar gleichen Krankheit zu entdecken. Dieses kann dann erklären warum, wie im Beispiel von *BRCA1* und *BRCA2*, etwa 50% der Frauen nicht auf eine bestimmte Therapie ansprechen. Durch die Stratifizierung werden also zuallererst einmal Erklärungen für beobachtete Phänomene gesucht und es findet somit auf der Ebene der Nicht- und Nebenwirkungsreduktion eine Personalisierung statt. Das Problem dieser Entwicklung ist und bleibt jedoch, dass die technischen Verfahren derzeit noch nicht weit genug entwickelt sind und die Verarbeitung dieser Datenmengen noch nicht sichergestellt ist.

Zweitens lässt sich mit einer ähnlichen Argumentation begründen, dass sie das Potential haben Biomarkerprofile zu erstellen, die mit einem bestimmten Phänotyp assoziiert werden; im besten Fall sind dies Komplettprofile, die alle messbaren Größen umfassen und ganz im Sinne *Lehrbach's* ein aus Daten bestehendes Abbild schaffen, welches dann als Grundlage für die Suche potentieller Marker und Wechselwirkungen genutzt werden kann. Auch wenn dies in Europa aufgrund fehlender Biobanken und der hohen Datenschutzrichtlinien noch nicht in diesem Maße möglich ist, haben wir parallel in den USA eine Entwicklung die genau dies befördert. Ein Beispiel hierfür ist das *Opt-Out-Verfahren*, bei dem jeder Patient, der in den USA behandelt wird, auf den Aufnahmeformular ausschließen muss/kann, dass die von ihm erhobenen Daten gespeichert werden.[351] Da es sich dabei zumeist auch um genetische Daten handelt, wird dann natürlich auch das *genotype-driven recruitment*, aufgrund der zahlreichen praktischen Vorteile, immer mehr an Boden gewinnen.

---

[350] Vgl. Research Advocacy Network 2010, S. 1.
[351] Vgl. *Kroemer* 2013, S. 20.

Damit einhergehend ist drittens die Bildung von sozialen Gruppen ein Potential was mit großer Gewissheit durch *bbkS* befördert wird, da dies auf verschiedensten Wegen, sei es durch Patientenportale wie *PatientsLikeMe*, soziale Kommunikationsmittel wie *Facebook* oder Plattformen für Gentest im Internet wie bei *23andMe*, befördert wird und die ersten Gruppen sich bereits gebildet haben. Aber auch, weil die Entwicklung von Selbsthilfegruppen und Stiftungen für bestimmte Krankheiten hier ja schon viel Vorlauf gegeben hat. Dies wiederum wird, ob gewollt oder nicht, die Partizipation der Patienten an deren Krankheitsbehandlung weiter steigern; sei es durch Informationssammlung in Internetforen, oder das Selbstexperiment zur Überprüfung wissenschaftlicher Hypothesen.

Viertens werden sich trotz aller Einschränkung auch die Diagnosen verbessern, allerdings immer gebunden an die Probleme durch multifaktorielle Verursachung und den Fortschritt in diesem Bereich. Dazu kommt, dass die Fortschritte zuerst im Bereich von Krebs, rheumatoider Arthritis oder anderen großen Krankheiten unserer Zeit ankommen und sich für den Bereich der alltäglichen Medizin kaum sichtbare Veränderungen einstellen werden. Eine große Gefahr stellen hier die Gesundheitssysteme dar. Das oben genannte Beispiel der Krankenhäuser, die mehr davon haben, keine Diagnose durchzuführen, ist hier besonders gravierend.

Daran anschließend wird das Wissen um die genetischen Profile Betroffener, im Vergleich zu Gesunden und jenes der genaueren Diagnosen dazu führen, dass fünftens die Prädiktion insofern verbessert wird, dass die bisherigen Erkenntnisse, an die identifizierten Kleingruppen (Strata) angepasst werden. Dadurch werden zwar zunächst die Vorhersagen nicht detaillierter, aber in dem Sinne genauer, dass viele Faktoren ausgeschlossen werden, welche nur andere Subpopulationen betreffen würden. Durch das Wissen um die Kombinationen wird sich erst in zweiter Instanz, beziehungsweise auf längere Sicht, auch eine Steigerung der Genauigkeit erreichen lassen.

Schließlich steigern sich durch *bbkS* und die Erkenntnisse der Biomarkertechnologie auch im letzten Bereich der *vier P*, der Prävention, die Möglichkeiten. Meiner Einschätzung nach jedoch in geringerem Maße als bei allen anderen. Zwar wird das Wissen um Krankheiten und die eigene genetische Konstitution steigen und die Autonomie der Patienten beeinflussen – ob positiv oder negativ ist ungewiss –, aber die Begrenztheit des Systems und seine Wechselwirkungen stehen einer Veränderung des Gesundheitssystems hin zu Prävention, in vielen Punkten gegenüber. Vielmehr wird es zu einer stärkeren Etablierung von Prävention als vierte Säule – neben den anderen, nicht über diesen – des Gesundheitssystems kommen.[352]

Dabei muss die Entwicklung zu mehr Prävention aber als gesamtgesellschaftliche Entwicklung aufgefasst werden, was bedeutet, dass gerade von staatlicher Seite auch die Möglichkeiten bestehen müssen, um vorbeugend aktiv werden zu können.[353] Aber auch die Menschen müssen so gebildet werden, dass sie ihre Profile und Dispositionen einordnen und Verantwortung für ihre Gesundheit übernehmen können.

Des Weiteren ist die Prävention stärker als anderen Bereiche an das Wissen um die Gründe für eine Krankheit gebunden, weiß man nicht um diese, kann man ihr nicht vorbeugen. *BbkS* besitzen ihr Potential aber genau in diesem Punkt der Konfrontation. Dadurch, dass es vielleicht in einiger Zukunft dieses Wissen geben wird, müssen wir uns heute Gedanken machen, was passieren muss, damit dann die Mittel zur Verfügung stehen, damit man auch Prävention betreiben kann; zudem helfen sie damit auch, dass wir die Begriffe von Krankheit und Gesundheit definieren und somit auch auf juristischer Ebene und der Ebene der Krankenkassen Klarheit schaffen.[354] Dies ist ebenso wichtig wie die Schaffung eine Verbesserung der Prävention und damit liefern *bbkS* in jedem Fall einen Beitrag und ein Potential in Bezug auf aktive Krankheitsvorsorge.

Alles in allem, lässt sich somit feststellen, dass *bbkS* die Entwicklung einer *Personalisierten Medizin* und damit personalisierter Therapien befördern und auch in den 'vier-P-Bereichen' neue Potentiale schaffen. Generell sind die schon heute nutzbaren aber weitaus geringer als zu Beginn der Forschung gedacht. Dies kann allerdings auch positiv gewendet werden, da somit definitiv ein Wissenszuwachs festgestellt werden kann und sei es auch 'nur' darin, dass die Krankheitsverursachung komplexer ist als bisher gedacht und, dass die kopernikanische Wende des Gesundheitssystems hin zum Präventiv- und Unikats-System in den nächsten Jahren nicht folgen wird.

---

[352] Vgl. TAB 2008, S. 230.
[353] Vgl. Ebd., S. 231 f.
[354] Vgl. *Bruchhausen* 2008, S. 215.

6.2 Biomarker basierte klinische Studien – Ein ethischer Kommentar

Analog zu den genannten Potentialen, die *bbkS* vor allem für die pharmazeutische Forschung haben, gibt es aber auch zahlreiche ethische Fragen, die sich in diesem Kontext stellen. Wenn auch viele dieser bereits seit einigen Jahren intensiv diskutiert werden, fiel bei der Recherche auf, wie schwer immer noch eine Systematisierung dieser Fragen fällt und wie selten dies versucht wird. Ein Grund dafür sind zum Beispiel die zahlreichen Verbindungen und Mehrdimensionalitäten, was die Diskussion einzelner Fragen, ohne die Betrachtung vieler anderer, kaum möglich macht. Nicht zuletzt deshalb ist es wichtig einen Überblick zu gewinnen, um so alle Aspekte beleuchten zu können und auch in zukünftigen Situationen handlungsfähig zu bleiben. Des Weiteren wurden durch den in dieser Arbeit geleisteten Versuch einer Systematisierung, zahlreiche Leerstellen aufgezeigt, an denen scheinbar und/oder zunächst, keine ethischen Fragen zu finden sind. Hier zu suchen und weitere Forschungen anzustellen ist unverzichtbar, um eine ethisch reflektierte medizinische Forschung dauerhaft zu sichern. Hiermit ist auch ausdrücklich die Aufforderung an andere Disziplinen wie Soziologie, Politikwissenschaften oder Ethnologie verbunden, deren Perspektiven die Übersicht ergänzen und erweitern können.

Weiterhin sollte deutlich geworden sein, inwiefern die Entscheidungen anderer Kontexte hier Bedeutungen haben können und scheinbar unbedenkliche Alternativen Probleme aufwerfen, während zuvor skeptisch betrachtete Ansätze Potentiale bieten, die anders schwer zu erreichen sind. Speziell in Bezug auf die ethischen Fragen *bbkS* wurde herausgestellt, dass ein Großteil der genannten Fragen mit der Erhebung genetischer Daten in Zusammenhang steht und diese deshalb auch schon ausgiebig in anderen Bereichen diskutiert werden. Nutzt man deren Erkenntnisse, so lassen sich angemessene Antworten auf die Fragen finden, die einerseits eine moderne Forschung ermöglichen, andererseits aber die ethischen Aspekte nicht vernachlässigen.

Neben den genannten spezifisch zugeordneten ethischen Fragen, möchte ich abschließend noch einmal generell auf das Konfliktfeld von Forschungsfreiheit, Ergebnisnutzung und eigenen Werten, wie etwa dem Wert persönlicher Daten, eingehen, da dies im Rahmen der Arbeit vielfach unterschwellig mitbetrachtet wurde. Die sich hier stellenden Fragen, lassen sich gut am Aspekt der Biobanken verdeutlichen. So ist es die Nutzung dieser, durch welche auch stark über Erfolg und Misserfolg *bbkS* entscheiden wird. Eine Nutzung von Biobanken ist gerade in Europa sehr schwierig, da die lange Tradition des Schutzes persönlicher Daten und die Sichtweise, die wir auf insbesondere genetische Informationen haben, dem gegenüber stehen. Ohne einen Kompromiss zwischen den Aspekten der Datensicherheit und der Ermöglichung und Sicherung moderner Forschung mit genetischem Material, werden umfassende neue Erkenntnisse (von europäischer Seite) die durch *bbkS* möglich sind, jedoch weitaus geringer ausfallen als erhofft. Dies wirft zwei ethische hochbrisante Problematiken auf.

Zum ersten wäre es heuchlerisch auf der einen Seite Biobanken in Europa (oder auch Deutschland) und für die eigene Bevölkerung abzulehnen und gleichzeitig Studien, welche sich auf diese Datensammlungen stützen und in einem weniger streng geregelten Ausland stattfinden, zu nutzen und so zu tun, als wären das zwei komplett verschiedene Sachverhalte. Dies ist nicht der Fall, sondern derjenige, der eine bestimmte wissenschaftliche Praxis aufgrund der eigenen Wertvorstellungen ablehnt, sollte nicht guten Gewissens die Ergebnisse dieser Praxis gutheißen, solange diese nicht selbst genutzt wird.

Zum zweiten dürfen diese Aussagen aber auch nicht dahingehend falsch verstanden werden, dass wir 'gefälligst' mal eine Ausnahme für die Forschung machen sollten und den Datenschutz hinten anstellen.

Beide Aspekte beschäftigen sich mit der auch für *bbkS* zentralen Frage: *Wie geht man also mit den eigenen Einschränkungen gegenüber der Forschung um?* Ein Lösungsansatz wie dieser Problematik und damit vieler ethischer Fragen, die sich im Rahmen von *bbkS* ergeben, beizukommen ist, soll nun kurz umrissen werden. Im Gegensatz zu einer Aufweichung oder einer heuchlerischen Einstellung gegenüber den eigenen Wertvorstellungen, sollten die stärker reglementierten Staaten ihre hohen Ansprüche und Wertvorstellungen vielmehr nutzen, anhand dieser und durch die Reibung mit ihnen, neue Innovationen in der Forschung die Grundfesten zu erschüttern droht, gezielt mitzugestalten. Gleichzeitig müssen dabei aber auch die eigenen Werte immer wieder hinterfragt und auf ihre Gültigkeit überprüft werden. Dadurch können wir auf der einen Seite Forschung ermöglichen, aber auf der anderen Seite auch einer schlagartigen Überformung vorbeugen, welche (a) von Staaten ausgeht, die weniger starke Datenschutzrichtlinien für genetische Daten haben und (b) durch mediale und Mittel der Massenkommunikation befördert, sich einer Steuerung entziehen. Wichtig ist hierfür aber, dass der eigene Standpunkt klar ist und Schwächen der eigenen Argumentation eingestanden werden.

Beispielhaft könnte man dann im Kontext von *biosocialities* wie folgt argumentieren. Da diese Gruppierungen faktisch schon vorhanden sind, wäre es falsch – wenn nicht sogar nicht unmöglich – diesen radikal entgegenzuwirken. Stattdessen sollten Entwicklungen und Ideen, wie etwa selbstorganisierte Studien und die patientengenerierte Datensammlung perfektioniert werden, ohne dabei jedoch die sichere Verwahrung und den Schutz vor Missbrauch zu vernachlässigen.[355] Zudem beinhalten diese neu entstehenden sozialen Gruppen neben den bekannten Gefahren, aber auch das Potential, Diskriminierungen und Stigmatisierungen aufgrund genetischer Merkmale zu reduzieren. Schließlich ist jeder in irgendeiner Weise betroffen und jeder kann so andere Betroffene kennenlernen, was auch den Staat in gewisser Weise entlastet.

Generell werfen *bbkS* aus ethischer Perspektive ebenso viele neue Fragen auf, wie sie aber auch das Potential, haben die Diskussion dieser weiter konstruktiv und kritisch zu erweitern und somit aktiv weiterzuentwickeln. Denn, so zeigen sich schon jetzt faktisch zahlreiche Entwicklungen, welche von Internet und anderen Massenkommunikationsmitteln begünstigt, abseits der staatlichen Regulierung stattfinden, aber trotzdem gesellschaftliche Relevanz besitzen. Gleichzeitig kann man diese gewisse Art der Akzeptanz, etwa von genetischem Wissen, aber auch nutzen, um die Bevölkerung gezielt zu bilden und bereits bekannte Fragen nochmals und aus einem anderen Blickwinkel zu betrachten.

6.3 Ausblick

Ich hoffe auf den vergangenen Seiten gezeigt zu haben, was moderne Biotechnologie ist und mit welchen Problemen man heute gerade dann zu kämpfen hat, wenn es um eine möglichst realistische Bewertung einer Technologie geht. Dazu habe ich *bbkS* als ein Beispiel moderner Biotechnologie vorgestellt, da hier große Potentiale und große praktische Herausforderungen aufeinandertreffen und es deshalb besonders interessant ist, dies eingehender zu beleuchten und zu untersuchen.

So diente Kapitel 1 einer kurzen entwicklungsgeschichtlichen Darstellung und der Vorstellung des Wissenschaftsfeldes. Des Weiteren wurde die Entwicklung der *Personalisierten Medizin* kurz skizziert und

[355] Vgl. *Schulte* 1995, S. 69.

bbkS als Teil dieser Position eingeführt. Kapitel 2 widmete sich ausführlich der Vorstellung dieses Verfahrens und den methodischen Grundlagen. In Kapitel 3 folgte dann eine umfangreiche Darstellung der Möglichkeiten und Potentiale die man mit *bbkS* heute verbindet, wobei hier kein Anspruch auf Vollständigkeit erhoben werden kann. Demgegenüber legt Kapitel 4 die praktischen Probleme dar, die sich in den vergangenen ersten Jahren der Anwendung entwickelt, beziehungsweise gezeigt haben und die prognostizierten Potentiale relativieren. Kapitel 5 lieferte schließlich eine ethische Perspektive, wobei einige bisher noch nicht angesprochene Aspekte erstmals beleuchtet wurden. In diesem letzten Kapitel habe ich die gesammelten Ergebnisse dann zu einer Gesamtbetrachtung zusammengefasst.

Ich habe versucht, den derzeitigen Forschungsstand so gut wie möglich abzubilden, was mir aufgrund der Fülle an Studien und Texten jedoch trotzdem an einigen Stellen nicht gelungen sein wird. Hier bietet die Arbeit aber meiner Ansicht nach gute Möglichkeiten, um Fehlendes zu ergänzen; seien es neue Aspekte oder aktuelle Entwicklungen. Die dafür nötige Recherche der aktuellen Fachliteratur machte dabei auf zwei Auffälligkeiten aufmerksam. Zum einen wurde bereits zu vielen Fragestellungen intensiv gearbeitet und es findet eine große interdisziplinäre (Medizin, Biologie, Ethik, Soziologie, Medienwissenschaften, ...) Bearbeitung der Vielfalt an Fragen statt. Zum anderen war aber gleichzeitig festzustellen, dass an einigen Stellen kein Austausch zwischen den unterschiedlichen Disziplinen erfolgt. Ebenso zeigte sich, dass oftmals eine Verbindung ethisch-philosophischer und die biotechnologisch-medizinischer Literatur fehlt. So gehen in wissenschaftlichen Aufsätzen viele gesellschaftlich-soziale Aspekte einfach unter, während sehr dezidiert auf die für eine bestimmte Art Studien relevanten Punkte gesetzt wird. Demgegenüber neigen die geisteswissenschaftlichen Texte dazu, zu wenig auf wissenschaftliche und praktische Fragen einzugehen. Auch wenn dies wahrscheinlich notwendig der Fall und auch grundsätzlich so gewollt ist, fehlt es dadurch oftmals an einer gegenseitigen Befruchtung beider Bereiche. Beispielhaft kann hier genannt werden, dass bei der Recherche auf der Plattform PubMed nahezu keine allgemeinen Texte über ethische Probleme in der Biotechnologie zu finden waren, aber eine Vielzahl von Publikationen, welche einzelne ethische Aspekte in Bezug auf eine bestimmte Studie beleuchtet haben. Gerade im Bereich der Forschung am menschlichen Genom erscheint es aber besonders wichtig, dass solch ein Austausch stattfindet, da die Folgen zumeist gesellschaftliche Tragweite haben. Gleichzeitig hat die Biomarkertechnologie wie auch viele andere biotechnologische Errungenschaften das Potential, bereits bestehende Probleme von anderer Seite 'angreifen' und reduzieren zu können. Jedoch bedarf es eben dafür einer Verständigung über solche Anknüpfungspunkte und diese wird nicht ohne Interdisziplinarität möglich sein. Neben all dieser Emphase für mehr Austausch zeigt die Literatur aber auch, dass es bereits eine breite Diskussion zu ethischen Fragen biomedizinischer Forschung gibt und auf den verschiedensten Gebieten dazu geforscht wird.

Ich habe zu Beginn der Arbeit aber auch noch auf die Problematik zu hoher Erwartungen und unrealistischer Hoffnungen aufmerksam gemacht, die mit moderner Forschung oft einhergeht. Auch durch die in dieser Arbeit geleistete Analyse konnte dieser Eindruck bestätigt werden und es sollte hieraus die Konsequenz gezogen werden, dass neben aller medialen Interpretation, eine kritische und realistische interdisziplinäre Untersuchung unerlässlich ist. Dies ist jedoch nicht nur zur Erhaltung guter wissenschaftlicher Praxis und für eine ethische Diskussion unerlässlich, sondern muss auch auf ganz pragmatischer Ebene als überaus wichtig erachtet werden. Gerade in einer Zeit, in der Nachhaltigkeit und die gerechte Verteilung von Ressourcen, aufgrund einer immer schneller wachsenden Bevölkerung, zentrale Bedeutung erlangt haben, muss sich auch die Forschung selbst derart reflektieren, um Fehlinvestitionen zu vermeiden. Auf der anderen Seite sollte aber auch nicht davor zurückgeschreckt werden, langfristig in Technologien zu investieren, die großes Potential haben, aber bei denen die nötigen Mittel derzeit noch nicht zur Verfügung stehen.

Literaturverzeichnis

acatech (Deutsche Akademie der Technikwissenschaften) (Hrsg.): Perspektiven der Biotechnologie-Kommunikation. Kontroversen – Randbedingungen – Formate, in: acatech POSITION, Heidelberg/Berlin Dezember 2012 (zit. als acatech 2012)

Andorno, R.: Gendatenbanken – Eine Analyse aus der Perspektive der Menschenrechte, in: Kovács, L./ Brand, C. (Hrsg.): Forschungspraxis Bioethik, Freiburg im Breisgau 2011 (zit. als Andorno 2011)

Aronowitz, R. A.: Die Vermengung von Risiko- und Krankheitserfahrung, in: *Lengwiler, M./ Madarász* (Hrsg.): Das präventive Selbst – Eine Kulturgeschichte moderner Gesundheitspolitik, Bielefeld 2010 (zit. als Aronowitz 2010), Bayer Research: Personalisierte Medizin, in: Bayer Research 23 (2011), URL: `http://www.research.bayer.de/de/personalisierte-medizin-gegen-krebs.aspx`, Stand 03.06.2013 (zit. als Bayer 2011)

Bauer, J.: Das Gedächtnis des Körpers – Wie Beziehungen und Lebensstile unsere Gene steuern, München 2010 (erste Auflage Frankfurt am Main 2002)

Bauer, S.: Societal and ethical issues in human biomonitoring – a view from science studies, in: Environmental Health 7 (Suppl I) (2008), URL: `http://www.ehjournal.net/content/7/S1/S10`, Stand 28.05.2013 (zit. nach Seitenangabe des Link-Textes; zit. als Bauer 2008)

Bengs, H./ Bayer, M.: Investieren in Biotechnologie, (eBook Ausgabe) München 2009 (zit. als Bengs 2009)

Berger, O. et al: The length of consent documents in oncological trails is doubled in twenty years, in: Annals of Oncology, 20 (379-385) 2009, URL: http://annonc.oxfordjournals.org/content/20/2/379.full.pdf+html?sid=90e3fbf6-0d04-425e-9391-7aaa06371fea, Stand 28.09.2012

Beskow, L. M. et al: Ethical challenges in genotype-driven research recruitment, in: Genome Research, 20 (705-709) 2010, URL: http://www.ncbi.nlm.nih.gov/pmc/articles/PMC2877567/pdf/705.pdf, Stand 26.09.2012, S. 705 (zit. als Beskow 2010)

Beskow, L. M. et al: Research participants' perspectives on genotype-driven research recruitment, in: Journal of empirical research on human research ethics, 6 (4) 2011, URL: http://www.ncbi.nlm.nih.gov/pmc/articles/PMC3395316/pdf/nihms387009.pdf, Stand 25.09.2012 (zit. als Beskow 2011)

Beskow, L. M. et al: Recommendations for ethical approaches to genotype-driven research recruitment, in: Human Genetics, 131 (1423-1431) 2012, URL: http://www.springerlink.com/content/q836782848512217/fulltext.pdf?MUD=MP, Stand 26.09.2012 (zit. als Beskow 2012)

Brand, A.: Gesundheitswesen steht vor einem Paradigmenwechsel, in: Bayer Research, Band 23 (2011), URL: http://www.research.bayer.de/de/essay-23.aspx, Stand 24.05.2013 (zit. als Brand 2011)

Bruchhausen, W./ Schott, H.: Geschichte, Theorie und Ethik der Medizin, Göttingen 2008 (zit. als Bruchhausen 2008)

BMBF (Bundesministerium für Forschung und Bildung): Pflanzen als Rohstoffe für die Zukunft, Berlin/Bonn 2008, URL: http://www.bmbf.de/pub/rohstoff_pflanze.pdf, Stand 9.07.2013 (zit. als BMBF 2008)

BMBF (Bundesministerium für Forschung und Bildung): Weiße Biotechnologie – Chancen für eine bio-basierte Wirtschaft, Berlin 2012, URL: https://www.biotechnologie.de/BIO/Redaktion/PDF/de/Broschueren/weisse-biotechnologie-2012,property=pdf,bereich=bio,sprache=de,rwb=true.pdf, Stand 08.07.2013 (zit. als BMBF 2012)

Busse, B.: Genetische Ursachen individueller Arzneimittelunverträglichkeiten, Folien zu einem Fortbildungsvortrag in Köln vom September 2009, URL: `http://www.uni-duesseldorf.de/kojda-pharmalehrbuch/fortbildungkoeln/Busse_AKNR_Genetik_23.03.09.pdf`, Stand 22.07.2013 (zit. als Busse 2009)

Caplan, A.: Without an adequate ethical infrastructure, the road to personalized medicine will be rocky at best, in: Clinical Pharmacology & Therapeutics, (Volume 92, Nr. 4) 2012, URL: `http://www.ncbi.nlm.nih.gov/pubmed/22992666`, Stand 9.02.2013

CDBI (Steering Committee of Bioethics): Recommandation Rec (2006) 4 of the Committee of Ministers to member states on research on biological materials of human origin, Europarat 2006, URL: `https://wcd.coe.int/ViewDoc.jsp?id=961137`, Stand 6.02.2013

Centola, M. et al.: Development of a Multi-Biomarker Disease Activity Test for Rheumatoid Arthritis, in: PLoS ONE 8(4) (2013), URL: `http://www.plosone.org/article/info\%3Adoi\%2F10.1371\%2Fjournal.pone.0060635`, Stand 27.05.2013 (zit. als Centola 2013)

Clark, D./Pazdernik, N. J.: Molekulare Biotechnologie – Grundlagen und Anwendung, aus dem Englischen übers. v. *Andreas Held* und *Birgit Jarosch*, Heidelberg 2009 (zit. als Clark 2009)

Cohen Freue, G. V. et al.: Computational Biomarker Pipeline from Discovery to Clinical Implementation: Plasma Proteomic Biomarkers for Cardiac Transplantation, in: PLoS Computational Biology, 9(4) (2013), URL: `http://www.ploscompbiol.org/article/info\%3Adoi\%2F10.1371\%2Fjournal.pcbi.1002963`, Stand 27.05.2013 (zit. als Cohen Freue 2013)

Collins, F. S.: Meine Gene – mein Leben, Auf dem Weg zur personalisierten Medizin, übers. v. *Lothar Seidler*, Heidelberg 2011

CSH (Cold Spring Harbor Laboratory): DNA from the Beginning, URL: phar`http://www.dnaftb.org/`, Stand: 4.07.2013

Dalton, W. S./ Friend, S. H.: Cancer Biomarkers – An Invitation to the Table, in: Science Vol. 312 (2006); URL: http://www.sciencemag.org/content/312/5777/1165.full.pdf, Stand 14.03.2013 (zit. als Dalton 2006)

Deelen, J. et al.: Identifying the genomic determinants of aging and longevity in human population studies: Progress and challenges, in: Bioessays 35 (2013), URL: http://onlinelibrary.wiley.com/doi/10.1002/bies.201200148/pdf, Stand 27.05.2013 (zit. als Deelen 2013)

Deutsche Ethikrat (Hrsg.): Personalisierte Medizin – der Patient als Nutznießer oder Opfer?, Tagungsdokumentation der Jahrestagung des Deutschen Ethikrates 2012, Deutscher Ethikrat 2013, URL: http://www.ethikrat.org/dateien/pdf/tagungsdokumentation-personalisierte-medizin.pdf, Stand 26.07.2013 (zit. als Deutsche Ethikrat 2013)

Eberbach, W. H.: Juristische Aspekte einer individualisierten Medizin, in: MedR (29) 2011, URL: http://rd.springer.com/article/10.1007/s00350-011-3042-9, Stand 24.09.2012

FDA (U.S. Food and Drug Administration): Code of Federal Regulation, Title 21, Chapter 1, Part 312, Subpart B, Section 21: Phases of an Investigation, URL: http://www.accessdata.fda.gov/scripts/cdrh/cfdocs/cfCFR/CFRSearch.cfm?fr=312.21, Stand 25.09.2012)

Frank, M./ Mittendorf, T.: Gesundheitsökonomische Aspekte einer stratifizierenden Medizin in der rheumatoiden Arthritis, in: Zeitschrift für Rheumatologie 1 (2013), URL: http://link.springer.com/content/pdf/10.1007\%2Fs00393-011-0883-6.pdf, Stand 28.05.2013) (zit. als Frank 2013)

Frayling, T. M.: Genome-wide association studies provide new insights into type 2 diabetes aetiology, in: Nature Reviews Genetics 8 (2007), URL: http://www.readcube.com/articles/10.1038/nrg2178?locale=en, Stand 14.03.2013) (zit. als Frayling 2007)

Freidlin, B./ McShane, L. M./ Korn, E. L.: Randomized clinical trial with biomarkers: design issues, in: Journal of the National Cancer Institute, 102 (3) 2010, URL: `http://jnci.oxfordjournals.org/content/102/3/152.full.pdf+html?sid=60665684-28f0-4d12-827a-107219373222`, Stand 25.09.2012 (zit. als Freidlin 2010)

Fuiko, R.: Laut Gedacht – Wegweiser zur Umsetzung der Patientenrechte, Information und Aufklärung von Kindern und Jugendlichen aus entwicklungspsychologischer Sicht, NÖ Edition Patientenrechte 2003, URL: `http://www.patientenanwalt.com/fileadmin/dokumente/04_publikationen/expertenletter/komunikation/0302_1_pzent.pdf`, Stand 5.02.2013

Furtmayer, H.: Patente als Eigentum, in: *Kovács, L./ Brand, C.*: Forschungspraxis Bioethik, Freiburg im Breisgau 2011

Gallacher, T./ Sreeharan: Studien-Sponsoring durch die Pharmaindustrie – Ethische Aspekte, in: Council of Europe Publishing: Biomedizinische Forschung – ethisch betrachtet, eingeleitet v. *Claude Huriet*, Berlin 2006

Haga, S. B./ Beskow. L. M.: Ethical, Legal, and Social Implications of Biobanks for Genetics Research, in: Advances in Genetics, 60 (2008), URL: `http://www.ncbi.nlm.nih.gov/pubmed/18358331`, Stand 8.06.2013 (zit. als Haga 2008)

Hemminki, K./ Bermejo, J. L./ Försti, A.: The balance between heritable and environmental aetiology of human disease, in: Nature Review Genetics, 7 (2006) (zit. als Hemminki 2006)

Hempel, U.: Personalisierte Medizin I: Keine Heilkunst mehr, sondern rationale, molekulare Wissenschaft, in: Ärzteblatt, 106 (42) 2009, URL: `http://www.aerzteblatt.de/archiv/66390`, Stand 28.09.2012

Huxley, A.: Brave New World (First Perennial Classics ed.), New York 1998

Hüsling, B. et al.: Individualisierte Medizin und Gesundheitswesen, TAB – Arbeitsbericht Nr. 126 (2008), URL: `http://www.tab-beim-bundestag.de/de/aktuelles/20090303.html`, Stand 14.06.2013 (zit. als TAB 2008)

Issa, A. M.: Ethical perspectives on pharmacogenomic profiling in the drug development process, in: Nature Reviews Drug Discovery, 1(4) 2002, URL: `http://www.nature.com/nrd/journal/v1/n4/pdf/nrd771.pdf`, Stand 25.09.2012

Janning, M.: Personalisierte Medizin – Maßgeschneidert, aber teuer, in: Pharmazeutische Zeitung, 27, 2009 Berlin, URL: `http://www.pharmazeutische-zeitung.de/index.php?id=30253`, Stand 28.09.2012

Kant, I.: Kritik der praktischen Vernunft – Grundlegung zur Metaphysik der Sitten, hrsg. v. *Wilhelm Weischedel*, Werkausgabe in 12 Bänden, Band VII, Frankfurt am Main 1991 (1. Auflage 1974)

Knoppers, B. M. et al: The emergence of an ethical duty to disclose genetic research results: international perspectives, in: European Journal of Human Genetics, (14) 2006, URL: `http://www.nature.com/ejhg/journal/v14/n11/pdf/5201690a.pdf`, Stand 28.09.2012

Kollek, R./ Lemke, T.: Der medizinische Blick in die Zukunft – Gesellschaftliche Implikationen prädiktiver Gentests, Frankfurt am Main 2008, S. 55 ff. (zit. als Kollek 2008)

Kroemer, H. K.: Personalisierte Medizin – Zum Stand der Forschung, in: Deutsche Ethikrat (Hrsg.): Personalisierte Medizin – der Patient als Nutznießer oder Opfer?, Tagungsdokumentation der Jahrestagung des Deutschen Ethikrates 2012, Deutscher Ethikrat 2013, URL: `http://www.ethikrat.org/dateien/pdf/tagungsdokumentation-personalisierte-medizin.pdf`, Stand 26.07.2013 (zit. als Kroemer 2013)

Kröger, M.: Identifizierung potentieller früher Biomarker in chemisch induzierter Leberkanzerogenese, in: BIOSpektrum (5) 2006, URL: `http://www.biospektrum.de/blatt/d_bs_pdf\&_id=932590`, Stand 11.02.2013 (zit. als Kröger 2006)

Kunze, U.: Präventivmedizin, Epidemiologie und Sozialmedizin, 4. Überarbeitete Auflage, Wien 2007 (zit. als Kunze 2007)

Maio, G.: Chancen und Grenzen der personalisierten Medizin – eine ethische Betrachtung, in: G+G Wissenschaft (GGW) – Das Wissensforum in Gesundheit und Gesellschaft, 1 (2012), URL: `http://www.wido.de/fileadmin/wido/downloads/pdf_ggw/wido_ggwaufs2_0112.pdf`, Stand 24.05.2013 (zit. als Maio 2012)

Marquardt, J.: Implikationen der ‚-omics' Revolution für die moderne Onkologie – Microarray-unterstützende Diagnose und Pharmakogenomic basierte Therapiestrategien, in: *Einhäupl, K. M.* (Hrsg.): Chancen und Grenzen (in) der Medizin, Düsseldorf 2012 (zit. als Marquardt 2012)

Marx-Stölting, L.: Pharmakogenetik und die medizinische Nutzung der Variation – Überlegungen aus ethischer Perspektive, in: *Kovács, L./ Brand, C.* (Hrsg.): Forschungspraxis Bioethik, Freiburg im Breisgau 2011

McGuire, A. L./ Breskow, L. M.: Informed Consent in Genomics and Genetic Research, in: Annual Review of Genomics and Human Genetics, 11 (361-381) 2010, URL: `http://www.ncbi.nlm.nih.gov/pmc/articles/PMC3216676/pdf/nihms331692.pdf`, Stand 26.09.2012 (zit. als McGuire 2010)

Moos, T./ Niewöhner, J./ Tanner, K. (Hrsg.): Genetisches Wissen – Formationen und Übersetzungen zwischen Wissenschaft und Gesellschaft, St. Ingberg 2011

Müller, H.: Chancen und Risiken der „individualisierten Medizin" für das Gesundheitssystem, in: Welt der Krankenversicherung 2 (2010), URL: `http://www.tk.de/centaurus/servlet/contentblob/446468/Datei/64148/Mueller-Chancen-und-Risiken-individualisierten\%20Medizin-f\%C3\%BCr-das-Gesundheitssystem-2012.pdf`, Stand 23.05.2013 (zit. als Müller 2010)

Müller, H.: Patientennutzen um jeden Preis?, in: Deutscher Ethikrat (Hrsg.): Personalisierte Medizin – der Patient als Nutznießer oder Opfer?, Tagungsdokumentation der Jahrestagung des Deutschen Ethikrates 2012, Deutscher Ethikrat 2013, URL: `http://www.ethikrat.org/dateien/pdf/tagungsdokumentation-personalisierte-medizin.pdf`, Stand 26.07.2013 (zit. als Müller 2013)

Pilz, G.: Biotechnologie, München 2010

Pfundner, H.: Personalisierte Medizin als Herausforderung für die Pharmaindustrie, in: Deutschen Ethikrat (Hrsg.): Personalisierte Medizin – der Patient als Nutznießer oder Opfer?, Tagungsdokumentation der Jahrestagung des Deutschen Ethikrates 2012, Deutscher Ethikrat 2013, URL: `http://www.ethikrat.org/dateien/pdf/tagungsdokumentation-personalisierte-medizin.pdf`, Stand 26.07.2013 (zit. als Pfundner 2013)

Prainsack, B.: Personalisierte Medizin aus Sicht des Patienten – Nutzen oder Überforderung?, in: Deutschen Ethikrat (Hrsg.): Personalisierte Medizin – der Patient als Nutznießer oder Opfer?, Tagungsdokumentation der Jahrestagung des Deutschen Ethikrates 2012, Deutscher Ethikrat 2013, URL: `http://www.ethikrat.org/dateien/pdf/tagungsdokumentation-personalisierte-medizin.pdf`, Stand 26.07.2013 (zit. als Prainsack 2013)

Propping, P/ Aretz, S.: Die genetische Revolution. Bedeutung für Therapie und Prävention, in: Internist 1 (45) 2004

Rabinow, P.: Anthropologie der Vernunft – Studien zu Wissenschaft und Lebensführung, Frankfurt am Main 2004

Raspe, H. et al.: Empfehlungen zur Begutachtung klinischer Studien durch Ethik-Kommissionen, Köln 2012 (zit. als Raspe 2012)

Raspe, H.: Personalisierte Medizin – Ende der Solidarität?, in: Deutschen Ethikrat (Hrsg.): Personalisierte Medizin – der Patient als Nutznießer oder Opfer?, Tagungsdokumentation der Jahrestagung des Deutschen Ethikrates 2012, Deutscher Ethikrat 2013, URL: `http://www.ethikrat.org/dateien/pdf/tagungsdokumentation-personalisierte-medizin.pdf`, Stand 26.07.2013 (zit. als Raspe 2013)

Renneberg, R./ Süßbier, D.: Biotechnologie für Einsteiger, Heidelberg 2010 (zit. als Renneberg 2010)

Research Advocacy Network: Biomarkers in Cancer – An Introduction for Advocates, Research Advocacy Network 2010, URL: `http://researchadvocacy.org/images/uploads/downloads/BiomarkerinCancerReport5_14_reg_med.pdf`, Stand 28.01.2013 (zit. als Research Advocacy Network 2010)

Rippe, K. P. et al.: Pharmakogenetik und Pharmakogenomik. Studie des Zentrums für Technologiefolgenabschätzung, in: TA 48 (2004), TA – SWISS Zentrum für Technologiefolgen-Abschätzung

Roller, N.: Eine Prise DNA gefällig? Für eine tiefgehende soziale Kontrolle?, Telepolis 17.08.2011, URL: `http://www.heise.de/tp/artikel/35/35314/1.html`, Stand 11.02.2013

Semler, S. C. et al.: Bestandsaufnahme und Charakterisierung von Biobanken – Systematisierung, wissenschaftliche Bewertung, Finanzierungsmodelle und Konzepte zu Datenschutz und Patienteneinwilligung. Version 1.20, Gutachten der Telematikplattform für Medizinische Forschungsnetze e.V. (TMF) im Auftrag des Deutschen Bundestages, 2006 (zit. als TMF 2006)

SERG (Scientific and Ethical Review Group): Guideline for obtaining informed consent for the procurement and use of human tissues, cells and fluids in research, WHO 2003, URL: `http://www.who.int/reproductivehealth/topics/ethics/human_tissue_use.pdf`, Stand 6.02.2013

Seufferlein, T./Adler, G.: Klinische Forschung in Deutschland am Beispiel der Onkologie, in: Onkologie 33 (suppl 7) (2010), URL: `http://www.karger.com/Article/PDF/319732`, Stand 27.05.2013 (zit. als Seufferlein 2010)

Schmitt, P. P. / Soldt, R.: Bluttest auf Down-Syndrom in Deutschland verfügbar, in: FAZ, 20.08.2012, URL: `http://www.faz.net/aktuell/politik/inland/umstrittener-gentest-bluttest-auf-down-syndrom-in-deutschland-verfuegbar-11862449.html`, Stand 4.02.2013

Schneider, I.: Biobanken im Spannungsfeld zwischen Gemeinwohl und partikularen Interessen, Stabsabteilung Bio- und Gentechnologie der Friedrich Ebert Stiftung 2003, URL: http://fes-stabsabteilung.de/docs/biobankenschneider.pdf, Stand 28.09.2012 (zit. als Schneider 2003)

Schott, G. et al.: Klinische Studien in der Onkologie – Defizite und Lösungsvorschläge, in: ZEFQ (Zeitung für Evidenz, Forschung und Qualität im Gesundheitswesen), 105 (2011), URL: http://ac.els-cdn.com/S1865921711000092/1-s2.0-S1865921711000092-main.pdf?_tid=0734af18-c6b6-11e2-9120-00000aab0f6c\&acdnat=1369649768_3177560abc1f5b06c0e12b29bf20675d, Stand 27.05.2013 (zit. als Schott 2011)

Schott, H.: Chronik der Medizin, Dortmund 1993 (zit. als Schott 1993)

Schulte, P. A./ Sweeney, M. H.: Ethical Considerations, Confidentiality Issues, Rights of Human Subjects, and Uses of Monitoring Data in Research and Regulation, in: Environmental Health Perspectives 103, 3 (1995), URL: http://www.ncbi.nlm.nih.gov/pmc/articles/PMC1519015/pdf/envhper00363-0072.pdf, Stand 4.06.2013 (zit. als Schulte 1995)

Sotiriou, C./ Piccart, M. J.: Taking gene-expression profiling to the clinic: when will molecular signatures become relevant to patient care?, in: Nature Reviews Cancer 7(7) (2007), URL: http://www.readcube.com/articles/10.1038/nrc2173?locale=en, Stand 14.03.2013

Srivastava, S.: Molecular screening of cancer: the future is here, in: Moleculardiagnosis & therapy 10(4) (2006), URL: http://www.ingentaconnect.com/content/adis/mdt/2006/00000010/00000004/art00002, Stand 14.03.2013

Stapff, M.: Arzneimittelstudien – Eine Einführung in klinische Prüfungen für Ärzte, Studenten, medizinisches Assistenzpersonal und interessierte Laien, 5. überarb. Auflage, München/Wien/New York 2008 (zit. als Stapff 2008)

Tejada, P.: Die USA verabschieden eine bahnbrechende Gesetzgebung zum Kampf gegen genetische Diskriminierung, übers. v. *Ulrich Langenbeck*, EURODIS 2008, URL: http://archive.eurordis.org/article.php3?id_article=1828, Stand 11.02.2013

Thieman, W. J./ Palladino, M. A.: Biotechnologie, aus dem amerikanischen übers. v. *Norbert W. Hopf*, München 2007

Viciano, A.: Kleine Experten - Kinder können ihre Krankheiten gut begreifen. Das Problem: Eltern und Ärzte trauen es ihnen nicht zu, Die Zeit (43) 2006, URL: http://www.zeit.de/2006/43/MS-Kinder, Stand 5.02.2013

Voigt, R.: Pharmazeutische Technologie – Für Studium und Beruf, bearbeitet v. *Alfred Fahr*, 11. Durchgesehene und ergänzte Auflage, Stuttgart 2010

Wernicke, C.: Genetische Aspekte der Alkoholerkrankung, in: BIOspektrum 11,4, 2005, URL: https://getinfo.de/app/Genetische-Aspekte-der-Alkoholerkrankung/id/BLSE\%3ARN170668696, Stand 26.07.2013

WHO (World Health Organisation): Verfassung der Weltgesundheitsorganisation, Stand am 25.06.2009, URL: http://www.admin.ch/ch/d/sr/i8/0.810.1.de.pdf, Stand 15.09.2012

Windeler, J./ Lange, S.: Evidenzbasierung und personalisierte Medizin – ein Widerspruch?, in: Deutscher Ethikrat (Hrsg.): Personalisierte Medizin – der Patient als Nutznießer oder Opfer?, Tagungsdokumentation der Jahrestagung des Deutschen Ethikrates 2012, Deutscher Ethikrat 2013, URL: http://www.ethikrat.org/dateien/pdf/tagungsdokumentation-personalisierte-medizin.pdf, Stand 26.07.2013 (zit. als Windeler 2013)

Wink, M.: Molekulare Biotechnologie - Konzepte, Methoden und Anwendungen, Weinheim 2011 (zit. als Wink 2011)

Winnicki, M.: Stratifizierung von Teilnehmern an klinischen Studien auf der Grundlage molekularer Marker: wissenschaftliche Grundlagen und ethische Herausforderungen, unveröffentlichte Diplomarbeit, Hamburg 2010 (zit. als Winnicki 2010)

Witzmann, F./ Grant, R. A.: Pharmacoproteomics in drug development, in: Pharmacogenomics Journal 3(2) (2003), URL: http://www.nature.com/tpj/journal/v3/n2/full/6500164a.html, Stand 18.06.2013

WMA (World Medical Association): Declaration of Helsinki: Ethical Principles for Medical Research Involving Human Subjects, WMA 2008, Article 24

Wolf, J.: Personalisierte Medizin – neue Anforderungen an den Arzt?, in: Deutscher Ethikrat (Hrsg.): Personalisierte Medizin – der Patient als Nutznießer oder Opfer?, Tagungsdokumentation der Jahrestagung des Deutschen Ethikrates 2012, Deutscher Ethikrat 2013, URL: http://www.ethikrat.org/dateien/pdf/tagungsdokumentation-personalisierte-medizin.pdf, Stand 26.07.2013

Zänker, K. S.: Eine medizinische Anthropologie unter besonderer Berücksichtigung der Gesundheitsförderung und Prävention, in: *Fischer, M.*: Ethik transdisziplinär Band 1: Medizin- und Bioethik, hrsg. v. *Michael Fischer*, und *Kurt S. Zänker*, Frankfurt a.M. 2006 (zit. als Zänker 2006)

Internetquellen

BAG (Bundesamt für Gesundheit der Schweizerischen Eidgenossenschaft): Tissue Engineering, URL: http://www.bag.admin.ch/transplantation/00698/02594/index.html, Stand 9.07.2013

Biotechnologie.de: Biotechnologie, URL: http://www.biotechnologie.de/BIO/Navigation/DE/Hintergrund/basiswissen.html, Stand 8.07.2013 (zit. als Biotechnologie.de)

Bracht, K.: Biomarker – Indikatoren für Diagnose und Therapie, in: Pharmazeutische Zeitung Online, (12) 2009, URL: http://www.pharmazeutische-zeitung.de/index.php?id=29346, Stand 23.01. 2013 (zit. als Bracht 2009)

Böhmer, W.: Bestochene Ärzte sind strafrechtlich nicht schuldig, Südwest Presse 02.02.2013, URL: `http://www.swp.de/muensingen/lokales/alb_donau/Bestochene-Aerzte-sind-strafrechtlich-nicht-schuldig;art4299,1833393`, Stand 9.02.2013

Busse, B.: Cytochrom P-450-bedingte Arzneimittelunverträglichkeit (Überblick), veröff. bei Zentrum für Humengenetik und Laboratorische Medizin, URL: `http://www.medizinische-genetik.de/index.php?id=2646`, Stand 29.07.2013

Deutsche Biobanken-Register, URL: `http://dbr.biobanken.de/de/web/guest/bdb/`, Stand 5.02.2013

Hipp, D.: Polizei darf auf E-Mail-Server zugreifen, in: SpiegelOnline 15.07.2009, URL: `http://www.spiegel.de/netzwelt/web/bundesverfassungsgericht-polizei-darf-auf-e-mail-server-zugreifen-a-636293.html`, Stand 28.09.2012

InteressenGemeinschaft Kritische Bioethik: Menschenrechtskonvention zur Biomedizin (Bioethikkonvention) des Europarates, URL: `http://www.bioethik-konvention.de/bioethik-konvention_texte_und_zusatzprotokolle.html\#bioethikkonvention`, Stand 8.02.2013

IQWIG (Institut für Qualität und Wirtschaftlichkeit im Gesundheitswesen) (Hrsg.): Insulintherapie, letzte Aktualisierung September 2011, URL: `http://www.gesundheitsinformation.de/insulintherapie.264.de.html?bab[subpage_id]=0-0-2`, Stand 29.07.2013

OECD (Organization for Economic Cooperation and Development): Biotechnologie, URL: `http://www.biotechnologie.de/bio/generator/Navigation/Deutsch/daten-und-fakten,did=24666.html`, Stand: 4.07.2013

Onko-Kids-Online, URL: `http://www.onkokids.de`, Stand 18.08.2013

TED: *Daniel Kraft*: Die Zukunft der Medizin? Es gibt eine App dafür, Video, veröff. bei TED im Juni 2011, URL: `http://www.ted.com/talks/daniel_kraft_medicine_s_future.html`, Stand 7.02.2013

TheFreeDictionary: Outcome, URL: `http://medical-dictionary.thefreedictionary.com/outcome`, Stand 23.01.2013

Gesetze

Arzneimittelgesetz (AMG), 1978, 19.10.2012

Richtlinie 98/79/EG des Europäischen Parlaments und des Rates vom 27. Oktober 1998 über In-vitro-Diagnostika (98/79/EG), 1998, 11.01.2012

Verordnung über die Anwendung der Guten klinischen Praxis bei der Durchführung von klinischen Prüfungen mit Arzneimitteln zur Anwendung am Menschen (GCP), 2004, 26.12.2012

Richtlinie 2001/83/EG des Europäischen Parlaments und des Rates vom 6. November 2001 zur Schaffung eines Gemeinschaftskodexes für Humanarzneimittel (2001/83/EG), 2001, 16.11.2012

Gesetz über Medizinprodukte (MPG), 1995, 26.10.2012

Gendiagnostikgesetz (GenDG), 2009, 1.02.2010

Andere Quellen

Gattaca (1997): Andrew Niccol (Regie), 101min, USA: Columbia Pictures Cooperation

Abbildungsverzeichnis